いまさら聞けない
生薬・漢方薬

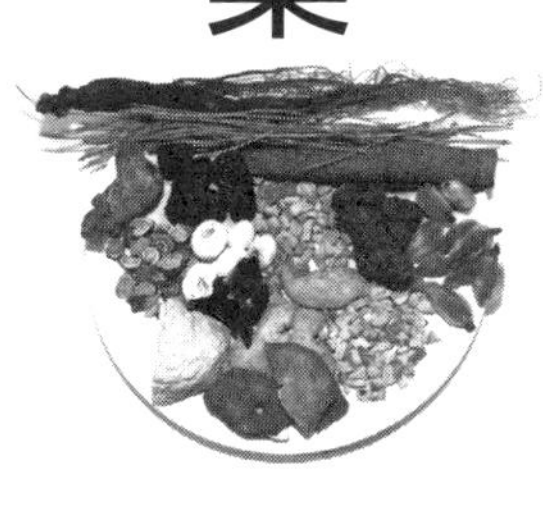

はじめに

２０１１年12月の新聞報道によれば、医師の９割が漢方薬を処方し、６割は一部の疾患で第一選択薬として用いていること、漢方薬を現在処方している医師は89％に上り、処方経験が全くない医師は３％、漢方薬を第一選択薬とすることがある医師が59％であったことが、日本漢方生薬製剤協会が実施したインターネット調査で分かりました（共同通信47ニュース http://www.47news.jp/feature/medical/2011/12/post-599.html）。生薬学・漢方薬物学を薬学部の学生に教えている筆者としては、このような調査結果はやりがいの点で大歓迎です。

ところで、この本を手にとって下さっているみなさんは「生薬学」という学問分野はご存じでしょうか。「生薬学」という科目は、薬学部における必須科目ですが、医学部や理学部など他の学部にはいっさいなく、薬学ならではの科目と言えます。総合大学における薬学部の定員は全学年のうちの３％もいない（京都大学の場合）ので、大部分のみなさんはご存じないように思います。

この「生薬」という漢字は、「しょうやく」と読みます。古くは「きぐすり」という読み方もありましたが、現在では「しょうやく」が一般的です。ただ、通常の日本語の発音では、「生」を「しょう」と読むことはまれなので、知らない人は「せいやく」と読んでしまうことも多いです。

生薬は、単独で使用されることもありますが、たいていの場合は生薬製剤や漢方製剤の原料として使用される医薬品です。従って、先のアンケートによる9割の医師は、漢方薬を処方するときには、その原料である生薬を取り扱っていることになります。しかし、医療現場で使用される漢方薬は、たいていの場合は製薬会社の中で製造された漢方エキス製剤ですので、その原料の生薬は見たことがないことが多いと思います。

この本では、生薬学を履修していない医療従事者の方々や、生薬に関心を持って下さっている一般の方のために、生薬について解説をさせていただきます。

牧野利明

目次

はじめに 3
第1話 生薬とは何か 11
第2話 生薬の品質の確保 15
第3話 食薬区分について 21
第4話 生薬の生産現場から薬局へ納入されるまで 27
第5話 生薬が薬局から患者に提供されるまで 33
第6話 生薬を原料とする製剤について 39
第7話 漢方エキス製剤について 45
第8話 医療用漢方エキス製剤の適応について 51
第9話 漢方薬に関する医薬品情報 57
第10話 漢方薬に含まれる化合物の消化管吸収 65

第11話　漢方薬と西洋薬間の薬物相互作用　71
第12話　なぜ、漢方薬は食前投与とされているのか　77
第13話　漢方薬による副作用①　間質性肺炎と薬物性肝障害　83
第14話　漢方薬による副作用②　アリストロキア腎症　89
第15話　漢方薬による副作用③　麻黄　95
第16話　漢方薬による副作用④　偽アルドステロン症　101
第17話　漢方薬による副作用⑤　腸間膜静脈硬化症　107
第18話　妊娠中の生薬、漢方薬の使用　115
第19話　生薬に関する独特な用語の解説　121
第20話　日本と中国で生薬の基原植物が異なる例　127
第21話　ドーピングと生薬　133
第22話　漢方薬以外の生薬の用途　139
第23話　アメリカにおける生薬の状況　145

第24話　ヨーロッパにおける生薬の状況　151
第25話　日本の新しい西洋ハーブ医薬品　157
第26話　生物の多様性に関する条約　163
第27話　ＩＳＯ問題　169
第28話　生薬・漢方薬の分類法　175
第29話　漢方医学の流派　181
最終話　漢方薬の教育と研究について　187
あとがき　195

第1話
生薬とは何か

クズ

厚生労働省が監修し、近年では5年に1回のペースで改訂出版され続けている、日本で使用されている医薬品の品質や規格を定めている『日本薬局方』（現在では、11年に出版された第十六改正が最新版で、その追補版が12年と14年に出版されている）という本では、生薬のことを「動植物の薬用とする部分、細胞内容物、分泌物、抽出物または鉱物など」と定義していま す。ただ、この定義だけではちょっとイメージがしにくいので、一般的には「天然から得られる薬用植物、動物や鉱物などの薬用とする部分を、乾燥などの簡単な加工を施してそのまま医薬品として使用するもの」くらいが適当かと思います。

西洋医学では、それに含まれている薬効成分となる単一化合物（純物質）のみをクスリとして考えますので、英語では〝crude drug〟すなわち「未精製のクスリ」という訳語が当てられています。西洋医学では、１８０６年にケシ（アヘン）からモルヒネという純物質が単離されて以来、コーヒーからカフェイン、たばこからニコチン、ケジギタリスという植物からジゴキシンと、さまざまな天然素材から薬効成分となる純物質が単離されていき、その純物質のほうを医薬品として使用するようにして発展していきました。その結果、現在では、西洋医学で使用する医薬品のうち7割以上の品目が、植物、動物や微生物などが作る純物質に由来するもの、あるいはそれを化学修飾したもの、となっています。生薬は新しい医薬品を開発するための重要な資源ということも出来ます。

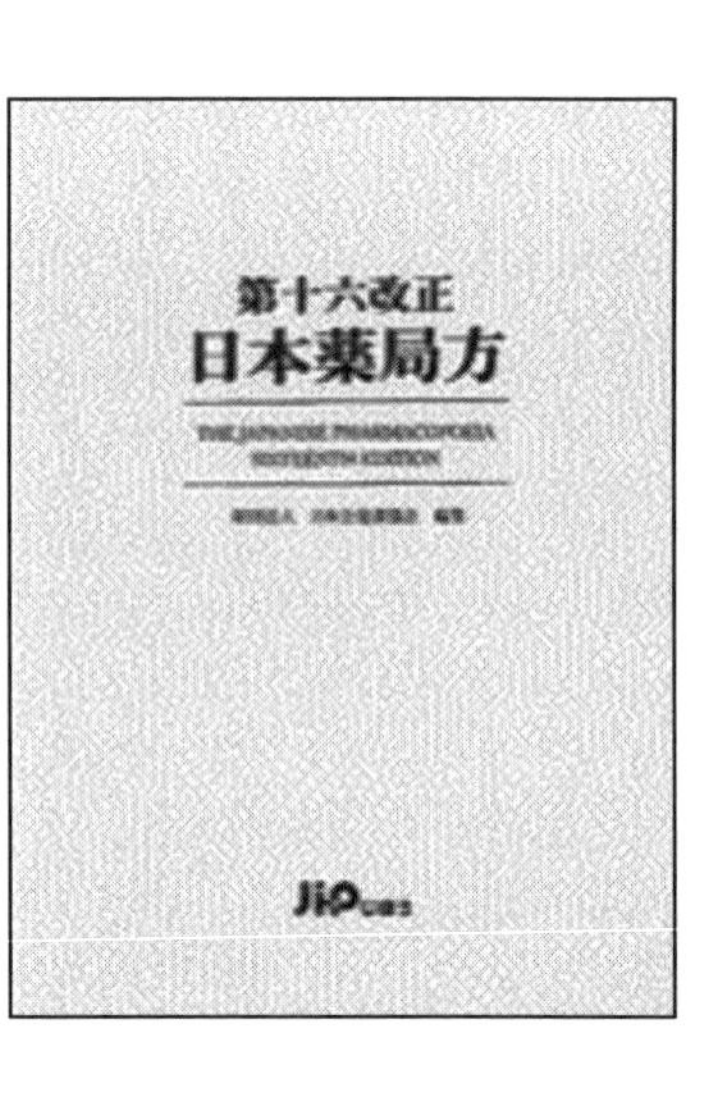

ただ、西洋医学においても、生薬の中に複数の薬効成分を含んでいてそれらを分けてしまうとクスリとしての作用が著しく減弱してしまうような場合や、その素材から純物質を精製、単離するためのコストがかかり、もとの素材のままでも十分に品質管理が可能な場合では、少数ではありますが、現在でも生薬を医薬品として使用し続けています。例えば、便秘に使われるアローゼンという医薬品は、センノシドAという純物質が薬効成分として含まれていますが、実際の製剤にはセンナという植物の葉と実が配合されていて、センノシドAを精製して製造されているわけではありません。

一方、漢方医学で使用される生薬の薬効成分を同定することは、非常に困難です。漢方医学では、クスリの作用のことを、五味（酸、苦、甘、辛、鹹（かん）※）や五性（熱、温、平、涼、寒）

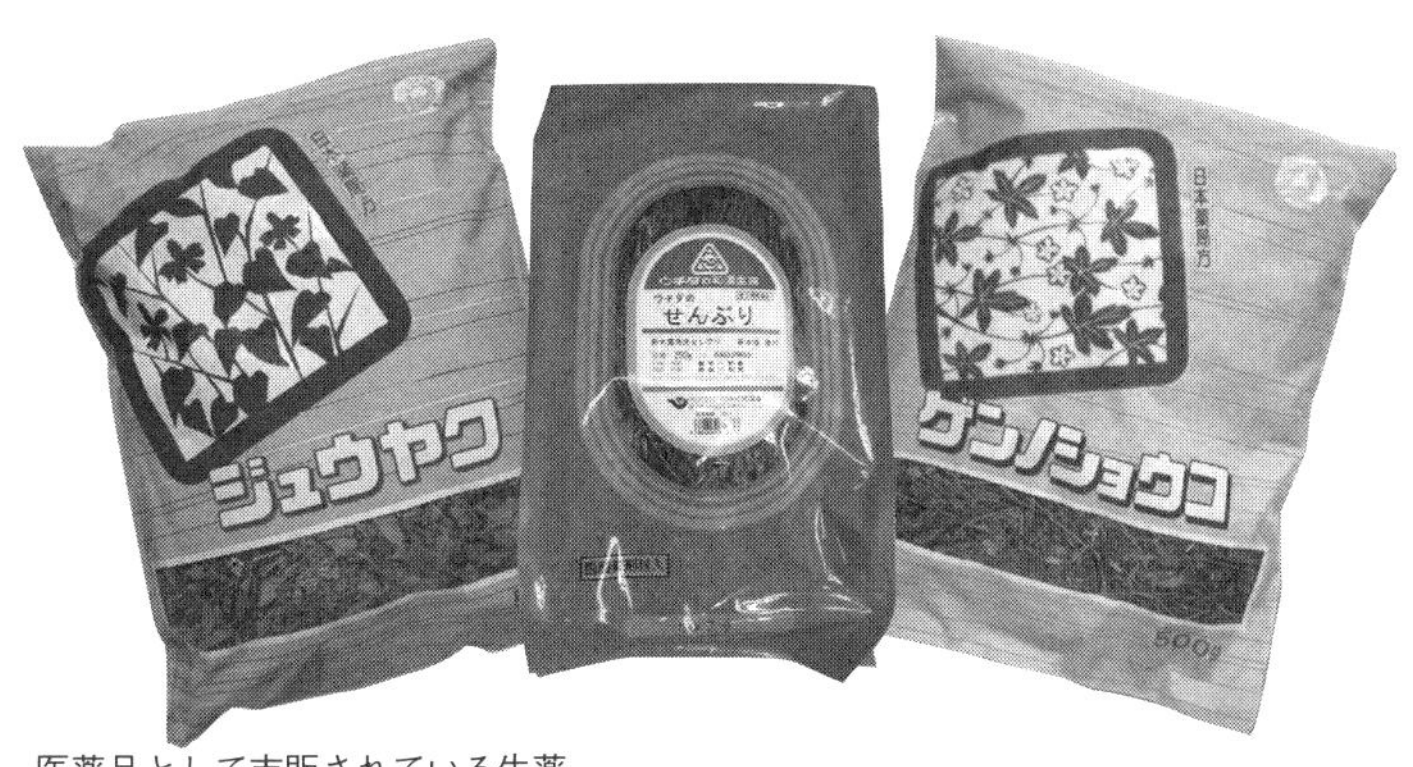

医薬品として市販されている生薬

で示したり、「解表（げひょう）」「清熱（せいねつ）」「温裏（おんり）」「活血（かっけつ）」「利水（りすい）」といった言葉（薬能）で表現します。そのような作用は、確かに人間が持つ五感でもって感じることが出来るものもあるのですが、具体的に動物実験や臨床試験で評価することが非常に困難です。例えば、西洋医学での利尿作用は、具体的に尿量を測定することで評価することが可能ですが、漢方医学の「利水」作用は、体内での水の流れが停滞した状態を改善する、という漠然とした作用を示しますので、利尿とイコールではありません。日本の薬学の祖とされている長井長義は、１８８７年に麻黄という生薬からエフェドリンという純物質を単離、同定し、その後、中国人研究者がエフェドリンの気管支拡張作用を発見し、現在でもエフェドリンは鎮咳薬として使用され続けています。しかし、麻黄の漢方医学における薬能は「辛温解表」という言葉で示され、必ずしも気管支拡張作用という薬理とは一致しません。薬効を実験的に評価できない以上、薬効成分を決定することも出来ませんから、漢方医学では医薬品を生薬のままで使用するしかない、と言えます。

さて、そのような医薬品の生薬ですが、医薬品である以上、その品質を確保するためにさまざまな規制がなされています。天然素材というのは、例えば「ダイコン」という名前の商品でも、練馬大根や桜島大根と種類が違うものや、中身がぎっしり詰まった新鮮なダイコンもあれば、スカスカなダイコン、しなびたダイコンなど、同じ名前の素材でも必ずしも同じものを指すとは限りません。これらは、消費者が実際に商品を購入する時に、実際に見た目と重さを体感して、叩いたり、味見をしたりなどの五感を駆使して、満足できる商品を選んで購入していきます。ところが医薬品の場合はそうはいきません。医薬品は、原料そのものではなく製剤化された状態で使用されることが多いので、生薬製剤や漢方製剤では、個々の患者さんだけでなく、処方する医師や、調剤する薬剤師も、原料となっている生薬の品質を判断することが出来ません。実際の臨床において、これまで使用し続けていた漢方薬がとつぜん効かなくなった、ということはよろしくないので、生薬を医薬品として流通させるためには、いかに品質の安定性を確保するか、というのが重要な課題になります。

※「塩辛い」という意味

第2話 生薬の品質の確保

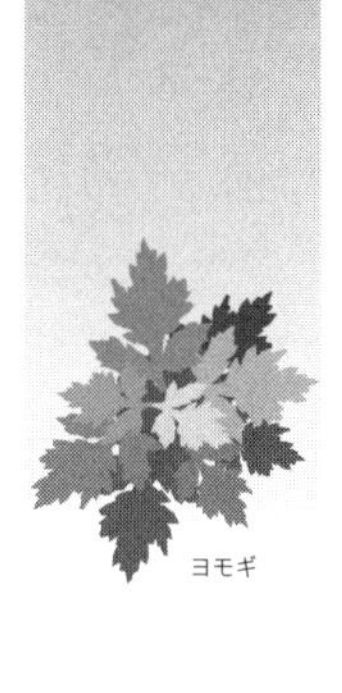

生薬は、「天然から得られる薬用植物、動物や鉱物などの薬用とする部分を、乾燥などの簡単な加工を施してそのまま医薬品として使用するもの」ですので、天然由来である以上、品質のバラツキが生じてしまいます。今回は、その品質の確保の方法について、紹介します。

生薬の品質について述べるためには、まず生薬の特徴を理解しなければなりません。ざっとまとめると、以下のようになります。

①生薬には、形、大きさ、成分含量などが異なるものがある。

同じ顔の人がいないように、生薬の原料である植物や動物などには個体差があります。同じ形や大きさの生薬というのは、当然のことですがありえません。

②生薬は無数の化合物を含む混合物である。生薬の薬効成分も複数存在する。

西洋医学でのクスリは純物質が求められますが、漢方医学では薬効成分を同定することが困難なために、無数の化合物を含む生薬という状態で使用し続けています。純物質ならば、異物の含有量を表す純度という指標で医薬品の品質を評価することが出来ますが、無数の化合物を含むので純度は使用できません。

③漢方医学で使用する生薬では、その薬効成分が明らかになっていないものが多い。

もし医薬品が混合物であっても、薬効成分が明らかになっていれば、その含量を品質の指標にすることが出来ます。例えば、便秘に使用される西洋医学における生薬製剤アローゼンは、センノシドAという薬効成分の含量で品質が確保されています。

ところが、漢方薬の原料として使用される生薬の場合は、薬効（「解表（げひょう）」といった表現によるもの）を科学的に説明しにくいわけですから、当然、薬効を担う成分は不明なままです。

④生薬の類似品や偽物が流通する可能性がある。

偽物の医薬品については、現代においては生薬には限らない事象となっていて、世界規模で問題となっています。錠剤やカプセル剤などに製剤化された医薬品は、一般の人にとってはその内容物についての品質を判断することが出来ない一方で、医薬品は通常の商品と比較して高価で取り引きされますから、闇業者からの格好のターゲットとなっています。生薬についても素人ではその品質を判断しにくい商品になりますので、類似品や偽物を流通させないように品質を確保しなければなりません。

⑤生薬にカビや虫がわいたり、農薬や重金属に汚染される可能性がある。

生薬は天然由来ですので、貯蔵条件が悪いとカビや虫がわきますし、昨今の環境汚染（11年からは放射能汚染も）のためにも、特別な注意が必要です。

⑥生薬資源に限りがある。

資源が枯渇しないようにするためには、原料となる薬用植物の栽培方法の確立などが急務となっていますが、すべての生薬の原料で栽培化が出来ているわけではありません。野生の薬用植物を採取することで、砂漠化の原因となっているものもあります。最近では、生薬の使用量が増えてきているので、価格高騰の原因となっています。

医薬品として〝よい品質〟という時に、〝よく効く〟というのは妥当な指標なので、実際に個体差の大きい薬用植物の原料から、薬効の高い生薬を選ぶためのさまざまな経験則が古来より伝わってきています。その経験則を、現代の技術をもって科学的に明らかに出来ればよいのですが、漢方薬の原料として使う生薬については現在においてもヒトの五感が頼りとなっています。また、薬効成分が明らかになっている西洋医学で用いる生薬については、その含量の高い生薬を選べばよいことにはなりますが、商品としての流通の継続性を考えれば、いつもそのような薬効成分が高含量の生薬を入手できるとは限らないので、実際にはそこそこの品質のものを選ぶ方が安全という考え方も出来ます。すなわち、医薬品にとっての〝よい品質〟というのは、〝品質が安定している〟ということもたいへん重要になります。生薬については、天然由来でただでさえ無数の成分を含んでいて、その品質のバラツキが必須なわけですから、医薬品としての品質の確保とは、その品質の安定性の確保のほうが重要になります。

そのような視点に立てば、生薬の薬効成分が明らかになっていなくても、何かその生薬に含まれている特徴的な純物質を指標にして、その含量が一定の範囲になるように保てば、その他の成分についても一定の範囲に収まっているであろうという予想ができ、化学的な品質の確保が出来ることになります。そのような生薬の含有成分を生薬学では「指標成分」と名付けています。実際には、薬用植物など生薬の原料となる各個体を上手に合わせることにより、最終的に医薬品である生薬として流通させる時に、全体の指標成分含量が一定の範囲内になるように調整しています。

品質維持に努める日本企業

西洋医学で用いる生薬については、指標成分として薬効成分を用いることが多いですが、漢方医学で用いる生薬については薬効成分自体が分からないものが多いので、指標成分の含量の大小でその生薬の有効性を判断はできません。例えば、大黄(ダイオウ)という生薬は、瀉下作用をもつセンノシドAという化合物が指標成分で、西洋医学的に瀉下薬として使用する時はその含量が高いものほど薬効も高いということが言えます。

しかし、漢方医学的には大黄は瀉下薬として以外にも、「清熱」や「活血化瘀(かっけつかお)」という薬能で使用され、更年期障害や月経不順などに使用される漢方薬にも配合されています。この場合の薬効成分はセンノシドAではありませんので、そのような漢方薬にセンノシドA含量の高い大黄を使用すると、それは下痢という副作用を起こす原因になります。

一方、〝悪い品質〟というのは比較的簡単に評価の基準を設定することができます。少なくとも、間違った動植物の原料を使用しない、規定されている薬用部位以外の部分を含んでいない、土砂、農薬、重金属などの異物を含んでいない、などが、日本薬局方でも規定されています。生薬の原料となる薬用植物、動物において、偽物として意図的に混入されたり、間違いやすい他の動植物が予想される時は、その異物となる動植物に含まれている特徴的な化合物が含まれていないかを分析したり、その生薬から得られる遺伝子配列を読むレベルまで行って鑑定するなどして、生薬の品質を確保しています。

ところで、食品として販売されている天然由来の素材についての品質管理は、その品質の安定性よりも、腐敗していないか、農薬等の異物が含まれていないか、などのほうが重視されますので、医薬品とは異なるものです。生薬のように天然由来の素材を原料として、何らかの効能効果を期待させて販売されている「機能性食品」（いわゆる健康食品）がありますが、生薬と比較すると品質確保の点では疑問があるものがあります。「厳選された素材を用いて」と広告されていてもその選ぶ基準がまったく不明だったり、間違った植物を原料として使用していた商品もありました。

このように、医薬品としては決して取り扱いやすいとはいえない特徴を持つ生薬を、医薬品たる品質を確保して流通させるために、各メーカーにおいてはけっこうな努力がなされております。これは、ひとえに日本では生薬を医薬品として取り扱うことになっているからに他ならず、日本の生薬・漢方製剤メーカーは海外に負けない技術を持っています。

第3話 食薬区分について

これまで、生薬を「天然から得られる薬用植物、動物や鉱物などの薬用とする部分を、乾燥などの簡単な加工を施してそのまま医薬品として使用するもの」として、生薬はあくまで医薬品であるということを述べてきました。ところが、生薬と同じように、何らかの生理作用をもってヒトの健康に関与し、天然から得られるものとして、いわゆる健康食品や機能性食品として販売されているものがあります。その差はどこにあるのでしょうか？

まず、生薬と食品の違いとして、前述したように、品質確保のレベルに差があります。例えば、ショウガという植物の根茎は、生姜（ショウキョウ）という名前の生薬（医薬品）として使用され、漢方薬の原料になっていますが、同じものを食材としても使用されています。生薬としてショウガを使用するためには、日本薬局方で規定された正しい植物の正しい部位のものを用いなければなりません。すなわち、ショウガ科ショウガ *Zingiber officinale* Rosc. という植物の根茎で、特異なにおいがあって、味は極めて辛くて、6-gingerol という化合物を含有することを薄層クロマトグラフィーで確認が出来て、重金属などの異物が規定量以下であることを示す、などの品質が保証されなければなりません。ショウガなんて外見でショウガだと理解できるし、食べてみれば辛さとにおいで品質はわかるはず、と思われるかもしれませんが、よく似た植物を間違えてしまう可能性は否定できませんし、アメリカで販売されているダイエタリーサプリメントのような、わざわざ乾燥させたショウガの粉をカプセルに詰めて味とにおいを隠して販売するような形態もあります。日本で医薬品として使用される天然由来の素材は、食材と比較するとかなり厳密に品質が規定されていることになります。

また、日本薬局方では個々の生薬の品質についてのみ規定しているだけで、それらを原料として製造された生薬製剤、漢方製剤という新たな医薬品の品質については、76年に制定された医薬品及び医薬部外品の製造管理及び品質管理の基準に関する省令（医薬品・医薬部外品ＧＭＰ省令）などによって確保されることになっています。

ダブルスタンダードで管理

日本の医薬品、医療機器等の品質、有効性及び安全性の確保等に関する法律（旧薬事法）第二条第一項には、医薬品の定義として、日本薬局方に収められている物、という規定があります。11年に改訂された第十六改正日本薬局方には、生薬として約１７０種類の医薬品が定義されていることから、日本薬局方で規定されている生姜は医薬品です。日本では、医薬品は、医師が保険診療の中で使用する医療用医薬品と、医師からの処方せんがなくても薬剤師や登録販売者という有資格者が薬局または薬店で販売することができるＯＴＣ（一般用）医薬品があります。生姜は第二類一般用医薬品になりますので、薬剤師でも登録販売者でも販売が認められている医薬品になりますが、そのような有資格者がいないスーパーマーケットでも実際には食品として販売されています。このように、日本の法律は、生薬の原料として使用する天然由来素材について、ときには医薬品、ときには食品といった、ダブルスタンダードで管理しています。一方で、麻黄（マオウ）のように食品としてはいっさい使用が認められていない生薬もあります。

　天然由来素材について、食品と医薬品の境界を決定しているもので、最も新しいのは13年7月10日に通知された「専ら医薬品として使用される成分本質（原材料）リスト」という厚生労働省医薬食品局長通知、いわゆる食薬区分になります。このリストには、２４５種の植物由来素材と21種の動物由来素材が、「専ら医薬品」として収載されています。その数は、日本薬局方に収載されている生薬の種類よりも多いのですが、それでもこのリストには載っていない生薬が多数あり、その代表例が「生姜」だったりするわけです。また、このリストには動植物の名称とともに、薬用部位についても規定されていて、同じ植物でも部位によって医薬品だったり非医薬品だったりするものがあります。例えば、漢方薬である葛根湯（かっこんとう）の名前にもなっている葛根（カッコン）は、マメ科クズの根で、専ら医薬品ですが、クズの種子、葉、花、クズ澱粉は非医薬品として規定されています。すなわち、クズの根そのものは医薬品なので、薬剤師または登

食薬区分　専ら医薬品として使用される成分本質（原材料）リスト（一部抜粋）

名称	他名など	薬用部位など	備考
アラビアチャノキ		葉	
アルニカ		根皮・全草	
オウゴン	コガネバナ／コガネヤナギ	根	茎・葉は「非医」
カッコン	クズ	根	種子・葉・花・クズ澱粉は「非医」
サイシン	ウスバサイシン／ケイリンサイシン	全草	（2007年4月まで 茎・葉は「非医」）

判断基準　・専ら医薬品として使用実態のあるもの　　2013年7月10日改定
・毒性、毒劇物を含むもの（自然毒を除く）
・麻薬、向精神薬、幻覚作用のあるもの
・処方箋医薬品

※「非医」とは、医薬品効能効果を標ぼうしない限り医薬品として判断されない、ということを指します。

録販売者しか販売できないのですが、それから抽出したデンプンは非医薬品なので、それを原料として調製したくず餅やくず湯は食品として誰でも販売できる、ということになります。つまり、このようなリストから漏れている生薬については、「医薬品的効能効果を標ぼうしない限り医薬品とは判断しない」とみなされて、食品として販売することができることになります。いわゆる健康食品を開発している業者は、このリストに収載されていない天然由来素材から商品開発を行うことになります。

このリストに収載される天然由来素材の基準は、「①専ら医薬品として使用実態のあるもの、②毒性、毒劇物を含むもの（自然毒を除く）、③麻薬、向精神薬、幻覚作用のあるもの…」となっています。日本の健康食品業界は、海外で機能性食品として利用されている天然由来素材がこのリストに収載されていて日本で商品開発できないというケースがあるため、この規制の緩和を求めているようです。つまり、この基準の逆、すなわち、毒性が弱く、食品として使用実態がある生薬（食経験があるもの）について、このリストから削除して、いわゆる健康食品として販売できるように求めているようです。

このような背景があるため、医薬品である漢方薬をいわゆる健康食品として薬剤師や登録販売者でなくても販売することも可能となるケースがあります。例えば、甘麦大棗湯という漢方薬は、甘草、小麦、大棗という3つの生薬から構成されますが、それらはすべてこの「専ら医薬品」リストには載っていません。従って、「医薬品的効能効果を標ぼうしない限り」という条件は付きますが、誰でも販売することが出来るいわゆる健康食品として販売することが可能になります。製薬会社にとっては、医薬品として販売するためには承認申請や品質確保のためにそれなりのコストがかかるため、効能効果を商品に記載しなくても口コミ等の宣伝力がある場合には、健康食品として販売したほうが得なようです。

一方で、テレビコマーシャルをよく流している日本の伝承薬の薬用養命酒は、食薬区分で医薬品に分類されている生薬が原材料に使用されていたものの、この制度が出来る前から酒類として市販されていた関係で、その既得権として、薬局・薬店だけでなく酒店でも購入できた商品です。それらは、内容物はまったく同じものですが、パッケージが一般用医薬品（薬用養命酒）と酒類（養命酒）とで異なっていました。ところが、酒類では「滋養強壮」という効能をはっきりうたうことが出来ないため、09年からはその既得権を放棄して一般用医薬品としてのみ販売する商品となっています。

昨今のいわゆる健康食品には、味と香りのない錠剤・カプセルといった医薬品的な剤形のものが多く流通しています。このことは、一般の食材、食品とは異なり、一般の消費者はその品質がまったく判断できないということになります。また、その機能性成分についても、ビタミンやミネラルなどの従来の栄養素ではない二次代謝産物です。生薬となりうるような天然由来素材を、いわゆる健康食品として取り扱うときは、生薬の取り扱いに慣れている生薬学者の知識が役に立つと思います。

第4話 生薬の生産現場から薬局へ納入されるまで

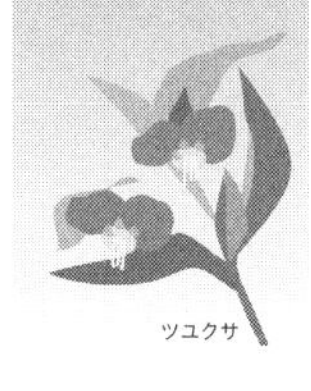
ツユクサ

生薬は、天然から得られる素材を乾燥などの簡単な加工を施してそのまま医薬品として使用するものであり、あくまで医薬品であるということを、これまで紹介してきました。今回はその生薬の生産から、実際に医療現場（薬局）で使用されるまでの流れを紹介します。

生薬の原料の大部分は、薬用植物として知られている植物になります。植物はそれぞれの種に応じて生育に適した土地や季候が異なりますので、わが国では世界各地から生薬の原料となる植物を輸入しております。ただ、日本で流通している生薬のうち、重量比で約９割は漢方薬の原料として使用されており、漢方薬はもともとは中国伝統医学を起源としていますから、現在の日本で使用されている生薬のうち約83％が中国が輸入元となっています。ただ、中国伝統医学が日本に伝わって独自の発展を遂げるようになってからすでに数百年経っていますので、その間に日本で採れる植物を利用したり、日本での栽培化に成功している薬用植物があります。

例えば、柴胡（サイコ）という生薬は、日本ではセリ科のミシマサイコ *Bupleum falcatum* という植物の根を基原としていますが、和名のミシマ（静岡県の三島）という地名のように、日本固有の植物になります。中国での柴胡は、*B. chinense* または *B. scorzonerifolium* という別の植物の根が使われています。当帰(トウキ)や川芎(センキュウ)も、生薬名が同じでも、日本と中国では異なる植物由来のものを原料としています（第20話）。また、滋養強壮薬として有名な生薬である人参は、野菜で使用するニンジンとは異なり、ウコギ科オタネニンジン *Panax ginseng* の根を基原としていますが、この植物はもともとは中国吉林省付近が原産地とされていますが、日本の江戸時代に徳川吉宗が日本国内での栽培を推奨して種を各藩に配付したことから「御種人参」と呼ばれているくらいです。この他にも日本で栽培できる薬用植物はいっぱいあります。

国内生産が困難な理由

しかし、日本における農業人口の減少と経済発展の結果、国内における生薬の生産量は減少し、価格面で安い中国産の生薬が輸入され日本で使用されるようになってきました。現在では、日本で使用されている生薬のうち国産品は約12％しかありません。日本と中国で生薬原料となる植物が異なる柴胡、当帰、川芎なども、わざわざ日本から種を中国に持っていって、中国での安い人件費を利用して栽培し、日本に逆輸入している例もあるくらいです。

生薬の原料となるのは、このように栽培したり野生品を採集してきた薬用植物の、特定の部位です。大部分の生薬は根または根茎、果実や種子など、植物自身が生きるために養分を貯めておく器官を利用するものが多いのですが、樹皮、茎、葉、花などの部位を利用するものもあれば、つる性植物のとげや、根の肥大部だけ、根の皮だけ、など、特殊な用部の生薬もあります。従って、収穫された植物に対してまず初めに行われることは、その特定の部位のみの選別です。この作業がまだまだ機械化がなされていないことが多く、人の手に頼らざるを得ない作業があるために、国内での生産が人件費の点で困難である理由になります。

異物が除去された生薬の原料は、多くの場合は天日干しや温風などにより乾燥させ、医薬品としての流通に耐えうる状態になってはじめて、生薬と呼ばれるようになり、市場に出て来ます。生薬が流通するときの形態としては、根や樹皮などでは長さ1ｍもある状態のものもあれば、10～20㎝程の大きさの根茎など、植物体そのままの形のものもあります。このような生薬を「全形生薬」または「生（しょう）の生薬」と呼び、購入する時にその場で品質の善し悪しが確認できるので、安心して購入することが出来ます。現在の日本では、この生の状態で取り引きされることはまれで、日本で生薬を取り扱っている医薬品製造（輸入販売）業業者（いわゆる生薬問屋）が中国の市場で購入して輸入する時くらいしか見かけることはありません。ほとんどの場合は、その全形生薬を調剤しやすい5㎜角くらいのサイズに切断された「切断生薬」または「刻み生薬」、それをさらに細末化した「粉末生薬」または単に「末」と呼ばれる剤形で流通します。もとの植物の状態の形がなくなるほど、取引きの場面で五感による品質の確認が困難になります。実際には、生薬特有の香りや味で確認したり、ルーペや顕微鏡で残された形態を観察して、偽物をつかまされないように注意して購入します。

日本で医薬品として生薬を販売するためには、これまで述べてきたような日本薬局方に規定されている規格を満たさなければなりませんから、生薬業者でさらに正しい植物を利用しているか、土砂、農薬や重金属などが含まれていないか、などがチェックされた後で、日本薬局方適合品として薬局や医薬品製造会社などへ販売されます。

以上のような生薬の生産現場から医薬品として販売するまでの過程は、個々の生薬業者の生薬取り扱い経験におおいに依存しますので、生薬問屋によって販売している生薬が同じ名称でも大きくバラついています（日本薬局方は最低限度の品質の規格を規定しているに過ぎません）。従って、生薬についての専門的な知識を持たない現場の薬剤師にとっては、いかに信頼のおける生薬問屋から購入するかが、非常に大事な仕事になります。

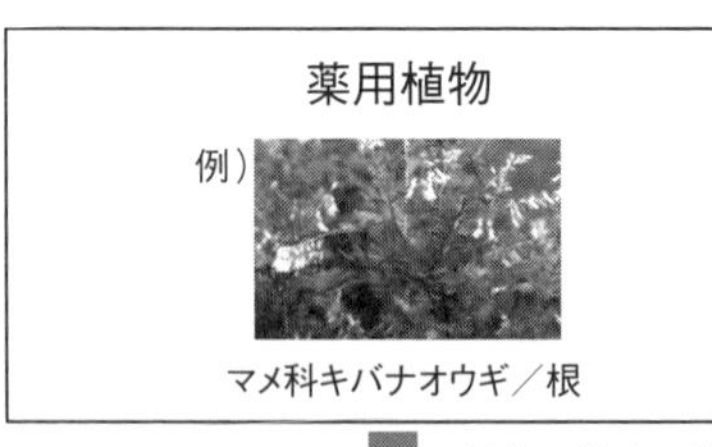

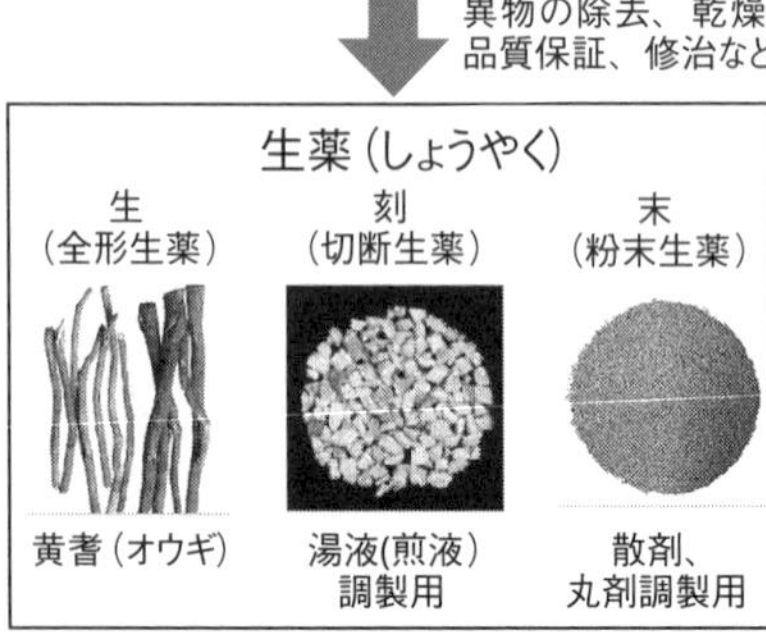

なお、薬用植物や生薬に対して、乾

燥と切断、粉末化以外の加工を施すことを、修治（しゅうち）と呼び、異なる生薬として取り扱われるようになります。例えば、オタネニンジンの根をそのまま乾燥したものが生薬の人参ですが、蒸してから乾燥したものは紅参（コウジン）という別の生薬になります。同様に、ショウガの根茎は、そのまま乾燥したものが生姜（ショウキョウ）、蒸してから乾燥したものが乾姜（カンキョウ）になります。修治と呼ばれる加工は、その生薬がもつ薬理作用を変化させるとされており、紅参や乾姜は、それぞれ人参や生姜よりも滋養強壮作用やからだを温める作用が強いとされています。日本薬局方でも、それらは別々の生薬として規格を定めているものもあります。そのようなものでは、中国での生薬生産現場で修治されたものを生薬業者が輸入したり、生薬問屋が修治前の生薬を輸入して自社内で修治して、修治後の生薬を日本薬局方適合品として薬局へ販売することもあります。

　また、薬剤師が生薬を購入したあとでも、患者に提供する前に修治を行うことがあります。例えば、甘草という生薬をフライパンなどを用いて炙ると、炙甘草（シャカンゾウ）という生薬になります。炙甘草は、甘草と比べてその作用が強くなるだけでなく、偽アルドステロン症などの副作用が起こりにくくなるとされています。

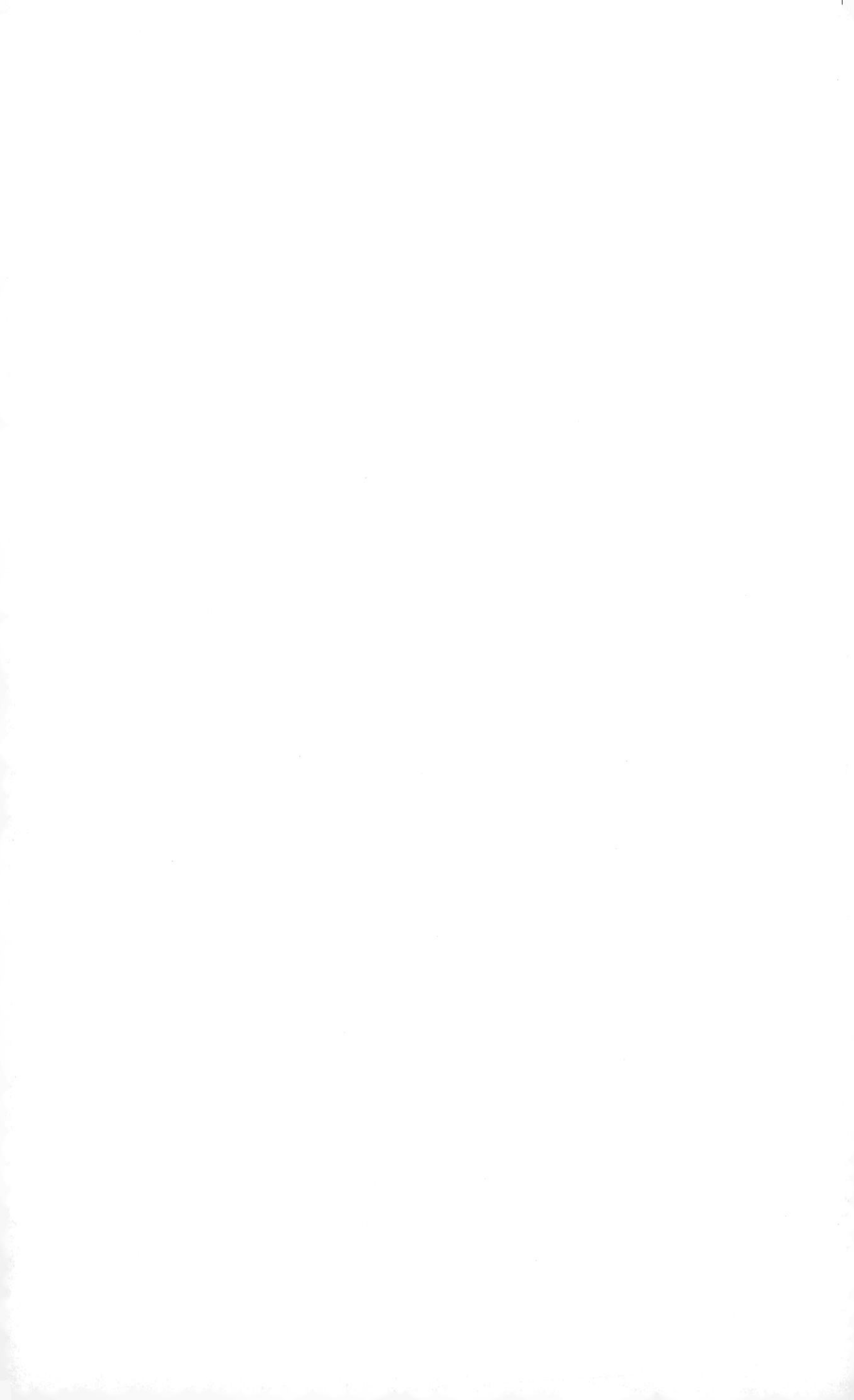

第5話 生薬が薬局から患者に提供されるまで

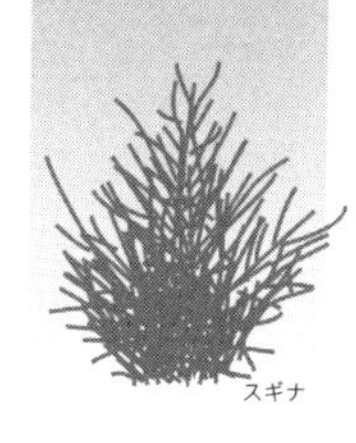

市井の薬局へ卸される生薬は、たいていの場合は５００ｇ単位の包装での切断（刻み）生薬または粉末生薬で、保険診療において処方せんに基づいた生薬の調剤や、薬局製造販売医薬品（薬局製剤）の製造に使用されます。

ここでどうしても述べなければならないのが、昨今の生薬販売価格の値上がりについてです。中国産の生薬の価格は09年から高騰しはじめ、10年には多くの生薬の価格は平均して約２倍に値上がりし、中には5～7倍まで値上がりしたものもありました。日本の大手生薬問屋によれば、その値上がりの理由として、①中国の経済発展にともなう都市部と農村部の所得格差の是正、②中国農村部の人口減少と高齢化、③人件費の高騰、④資源の枯渇化・環境保全に伴う輸出規制、⑤中国の医療保険体制の整備に伴う需要拡大、⑥中国政府の金融政策による投機的買い占め、を上げています（栃本天海堂だより第１６０号、12年１月）。11年末に、中国政府の介入により暴騰した生薬価格が一部下落しましたが、09年以前の価格水準に戻ることはなく、徐々に値上がりしている傾向にあります。

薬局製造販売医薬品（薬局製剤）

●薬局内で“製造”して販売することになる医薬品
●処方箋なしで薬剤師の判断で販売することができる
●法律上は一般用医薬品（OTC薬）とは異なり、登録販売者は販売できない「薬局医薬品」というカテゴリーに分類
●多くの漢方薬が「薬局製剤」として認められており、薬剤師が患者の症状を聞いて、その患者にあった漢方薬を調合して、交付することができるようになっている。

日本における医薬品の分類

医療用医薬品	薬局医薬品	処方せん医薬品	販売は医師等からの処方せんが必要で、薬剤師の判断のみでは販売できない。
		非処方せん医薬品	原則的に医師等からの処方せんによって販売するが、必要に応じて薬剤師の判断でも販売できる。
		薬局製造販売医薬品	薬剤師が販売できる。許可を得ればネット販売ができる。
		要指導医薬品	薬剤師の判断でも販売できる。ネット販売はできない。
	一般用医薬品	第一類	薬剤師が販売できる。情報提供は文書で行う義務がある。許可を得ればネット販売ができる。
		第二類	薬剤師か登録販売者が販売できる。情報提供は努力義務のみ。許可を得ればネット販売ができる。
		第三類	薬剤師か登録販売者が販売できる。情報提供の義務なし。許可を得ればネット販売ができる。

生薬の価格年次推移（2009年の価格を100とする）

生薬名	2009/春	2009/秋	2010/春	2010/秋	2011/春	2011/秋
桔梗	100	216	388	719	484	391
桃仁	100	115	163	598	463	161
麦門冬	100	111	199	269	523	231
山薬	100	104	233	270	315	104
水楯子	100	100	144	231	311	289
半夏	100	108	—	—	294	193
沢瀉	100	129	256	282	176	176
金銀花	100	—	—	276	214	162
杏仁	100	120	208	260	192	160
天麻	100	110	167	253	257	213

栃本天海堂だより2012年1月より

薬価問題（10gあたりの円）

	問屋からの卸価格	薬価基準
柴胡（中国産）	50	45.3
人参（日本産）	240	176.4
麻黄（中国産）	20	12.3

（2014年4月現在）

刻み生薬の調剤は、ほかの医薬品の約5.4倍の時間がかかるのに、調剤報酬は7日で190点、14日で270点、28日以上では一律400点。

日本で保険診療において、医療保険の適用となる薬価基準には、約２４０品目の生薬が収載されています。西洋薬とは異なり、個々の生薬には「漢方製剤の調剤目的で使用」する以外の適応が規定されていません。このため、医師は自身の漢方医学理論に基づいて自由に生薬を組み合わせて、独自の処方を行うことが出来ます（漢方薬とは漢方医学の理論に基づいて複数の生薬を配合したものを指すので、単独の生薬は一部の例外を除き漢方薬とは呼びません）。この過程が、昨今の生薬の価格高騰の影響で、破綻しかかっています。

生薬の薬価基準で定められている公定薬価は、ここ数年来、他の西洋医学で使用される医薬品と同様に年々切り下げられてきました。とくに、生薬は「長期収載医薬品」ですから、その価格は本当に安価になっています。そこへ、中国からの生薬の価格高騰です。

現在､多くの生薬において、生薬問屋から薬局への納入価格が薬価よりも高くなっています。14年4月の薬価改定では、多くの生薬で薬価は据え置き、甘草でわずかに値上げされましたが、焼け石に水です。薬局サイドで逆ざやを起こさないように、生薬の品質を下げて利益が出るように工夫しても、実際には刻み生薬での漢方薬の調剤は非常に手間がかかるにもかかわらず、その調剤技術料が不当に安くなっているため、埒があきません。つまり、薬局にとっては、生薬が記載されている処方せんを受ければ受けるほど赤字が出ることになります。この問題を打破するためには、生薬の公定薬価の引き上げと、日本産生薬など別に薬価を創出するなど、農業行政と薬事行政が協力して、一丸となって取り組むしかありません。

保険診療での生薬の利用が困難になっているなか、比較的自由に価格を決められる一般用医薬品や薬局製剤では、薬局の利益が出るように価格を上乗せできる点ではまだマシなのですが、このデフレの時代に販売価格を値上げすることは別の困難を伴います。現在のところでは、よい漢方薬という医薬品という商品を入手するためには、それだけのコストがかかることを、患者に理解してもらうしかありません。

漢方を普及させたエキス製剤

少し脱線したので、話を戻します。薬局製剤というのは、一定の設備を備えた薬局が製造し、医師からの処方せんなしで販売できる医薬品のことで、212処方の漢方薬が規定されています。この販売形態は、いわゆる漢方相談薬局と呼ばれているところで薬剤師によって行われており、登録販売者も販売できる一般用医薬品とは別のカテゴリーのものになります。

保険診療や薬局製剤で患者に提供される刻み生薬からなる漢方薬については、患者自らがそれらを沸騰水で煮出す（煎じる）ことになります。一般的には、1日分の生薬を、約600mℓの水で、30～40分間沸騰させた後、生薬カスを除き、得られた湯液（煎液）を1日2～3回に分けて服用します。漢方薬の中には、生薬の粉末を調合して製造した散剤や丸剤という剤形もありますが、葛根湯、小柴胡湯など、多くの漢方薬においてこの湯液が本来の剤形になります。

しかし、この湯液という剤形は、生薬を煎じるための時間と手間がかかるだけでなく、勤務先に湯液を持って行くにはペットボトルなどに移して運ばなければならないし、味はゴクゴク飲めるような決して美味しいものではないし、個々の利用者によって微妙に調製方法が違ったりするので治療効果に差が出てしまったりするかもしれません。

そこで登場してきたのが、漢方エキス製剤というものになります。つまり、薬剤師が生薬を調合して各自がその生薬の混合物を煎じるまでの過程を、製薬会社の中で大規模で行い、得られた湯液の水分を噴霧乾燥法や凍結乾燥法により蒸散させ、残った溶解物（抽出物またはエキスと呼ぶ）に賦形剤を加えて製剤化します。これにより、携帯も楽になり、賦形剤によりまずい味もマスクされ、さらに大規模に製造して均一に分けるため、品質も安定してきます。先ほどの湯液と比較して、エキス製剤が持つデメリットとしては、製薬会社の中で処方が固定されてしまうので患者ひとりひとりの病状に合わせた「さじ加減」が出来ない点や、水分を蒸散させる時に熱をかけると香りの成分が失われてしまう、などが上げられます。

エキス製剤は、煎液と比べて香りが弱い、実際の漢方処方は数百とあるのに限られた処方しか製造されていない、患者一人ひとりに合った生薬配合量のさじ加減が出来ない、などの弱点はあるものの、このエキス製剤の開発が日本において漢方薬を普及させるのに大いに役にたったことは間違いありません。しかし、本来の漢方薬はやはり生薬を煎じて調製するもの、エキス製剤は例えればインスタントコーヒーのようなものですから、粉のまま服用するのではなく、お湯に溶かして服用することをお勧めしたいです。漢方薬の場合はこの味や香りも効果のひとつと考えられていますので。

生薬が生薬製剤、漢方製剤またはエキス製剤という剤形になってしまうと、わずかな香りは残りますが、もう生薬のもとの形は残っていません。従って、患者だけでなく医師・薬剤師も、もはや生薬を見ることもなければ、利用するという感覚がなくなってしまいます。

第6話 生薬を原料とする製剤について

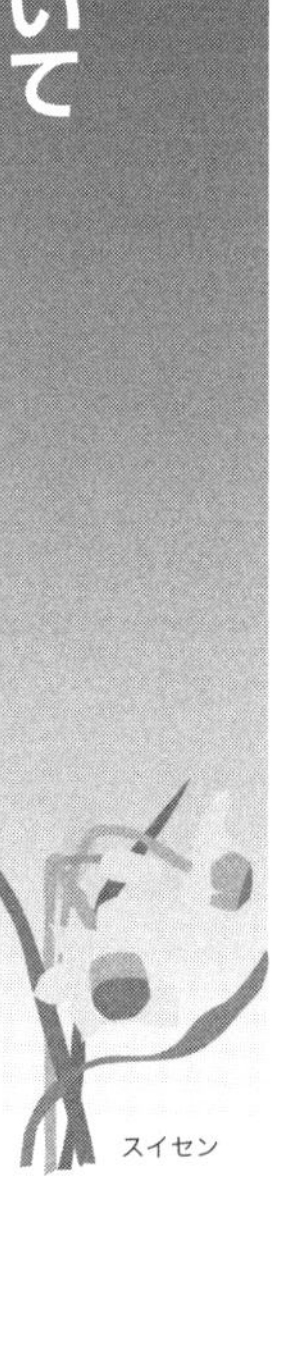
スイセン

これまで生薬の特徴やその品質の確保の方法など、生薬のモノとしての側面について述べてきました。生薬はそれ自身が医薬品ではありますが、生薬製剤・漢方製剤という別の医薬品の原料でもありますので、今回は生薬を原料とした別の医薬品について紹介していきます。

まず、これまでも何回か言葉として登場した「生薬製剤」「漢方製剤」という医薬品について説明します。日本では、大部分の生薬は漢方薬の原料として流通していて、当然「漢方製剤」の原料も生薬ですから、生薬製剤と漢方製剤とが分かれていることには少し矛盾がありますが、実際に厚生労働省の規定では別々の医薬品のカテゴリーになっています。

一般の方では生薬＝漢方薬と思っておられる方も多くおられます。しかし、漢方医学とは異なる西洋医学でも生薬を使いますから、この等式は誤りです。西洋医学でも今から２００年前以上はすべての医薬品は当然のことながら生薬でした。しかし、第1話でも少し述べましたが、その後の科学の発展により生薬に含まれる薬効成分が明らかになっていき、現在ではほとんどの場合はその薬効成分のみの純物質を医薬品として使用するようになっていますので、生

わが国における天然素材の用途

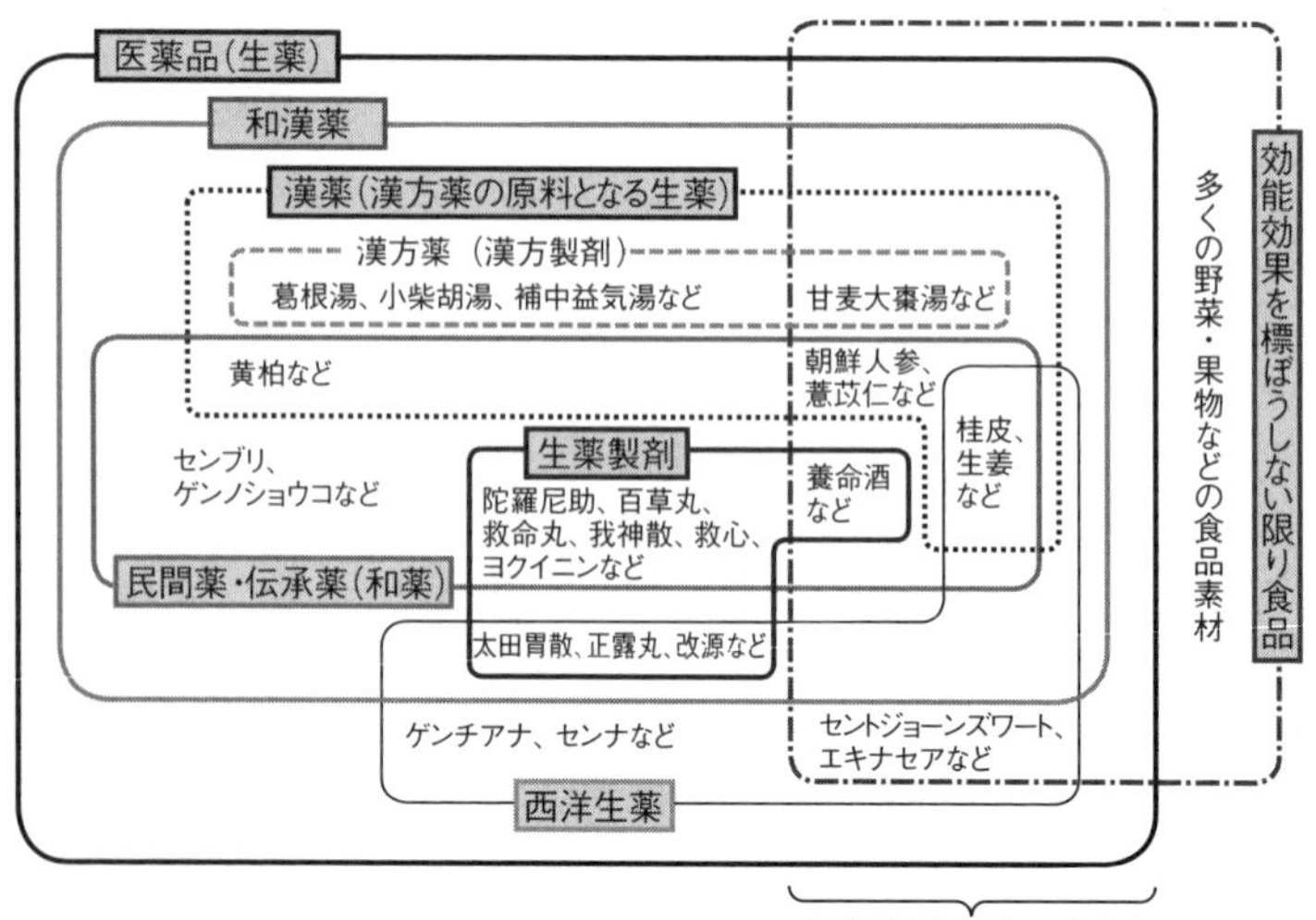

薬を利用する機会が少なくなっただけです。一方、中国伝統医学を起源とする漢方医学では、生薬に含まれている薬効成分が明らかになっていませんので、現在でも生薬を利用し続けています。

つまり、生薬製剤とは西洋医学の考え方で、漢方製剤とは漢方医学の考え方で生薬を原料として使用した医薬品、という定義が出来ます。西洋医学で用いる生薬には、瀉下薬のアロエやセンナ、苦味健胃薬であるゲンチアナなどがあり、それぞれ単独で、あるいはほかの医薬品と配合して、生薬製剤として販売されています。胃腸薬と呼ばれるカテゴリーの一般用（ＯＴＣ）医薬品には、生薬を原料としている商品が多くあるのですが、そのような生薬製剤によく配合されている生薬の桂皮（ケイヒ）や黄柏（オウバク）は、それぞれ芳香性健胃薬、苦味健胃薬として扱われています。すなわち、前者は香りによって、後者は苦みによって、唾液などの消化液の分泌を促進することにより、食物の消化を促進するという、西洋医学的な機序が知られています。センナやゲンチアナとは異なり、桂皮や黄柏は漢方医学でも使用される生薬で、漢方医学では桂皮は「解表（げひょう）」作用を、黄柏は「清熱（せいねつ）」作用を期待して漢方薬に配合します。一方、漢方製剤には胃腸薬というカテゴリーは存在しないのですが、消化器系の失調に使用される漢方製剤には、消化管の機能を示す「脾気（ひき）」が弱くなった状態を改善する「補気」という薬能を持つ人参（ニンジン）や、消化管内に「水（津液（しんえき））」が停滞した状態を改善する「利水」という薬能を持つ蒼朮（ソウジュツ）が配合されることがあります。

定義づけが難しい生薬製剤

よって、西洋医学における薬理作用をもとに生薬を配合したものが生薬製剤、漢方医学における薬能をもとに生薬を配合したものが漢方製剤（漢方薬）、と、ひとまず定義します。そのような生薬製剤には、医師が保険診療において使用する医療用医薬品もあります（ただし非処方せん医薬品なので、処方せんなしでも薬剤師は販売可能です）。そのような生薬製剤は、カタカナの商品名で販売されており、錠剤やカプセル剤の剤形になっているため、一見するだけでは生薬が原料となっている医薬品であることはわかりません。大学では生薬学を履修していない医師は、生薬が原料となっていることを知らずに生薬製剤を処方しているかもしれません。一方、医師の処方せんなしで薬剤師や登録販売者が販売することが出来るドラッグストア等で販売されるＯＴＣ医薬品には、生薬は多くの医薬品の原料として使用されています。ＯＴＣ医薬品では、生薬のみから成る生薬製剤もあれば、生薬とともに西洋医学で用いる純物質の医薬品が一緒に配合されたものもあります。例えば、解熱作用のあるアセトアミノフェンや抗ヒスタミン薬のジフェンヒドラミンと生薬が一緒に配合され総合感冒薬として用いる生薬製剤、消化酵素と生薬が一緒に配合され整腸作用を期待する生薬製剤などがあります。ＯＴＣ医薬品の中には、漢方薬である葛根湯と純物質からなる西洋薬を合わせたものもあり、中国で行われている中国伝統医学と西洋医学を合わせた〝中西医結合〟のようなことが行われているものもあります。

実は、生薬製剤は、西洋医学で使用される生薬だけが原料となっているわけではありません。西洋に限らず、世界各地の民族内では、先祖代々からの「民間薬」というものをクスリとして利用してきていることがあります。例えば、日本民族においては、毒消しとしてドクダミ、下痢止めとしてゲンノショウコ、胃薬としてセンブリという各植物を、民間薬として利用してきました。それらの植物を原料とした生薬も、日本では医薬品として扱われます。しかし、それらはあくまで日本民族内での民間薬であり、中国では使用されていないことから、漢方薬の原料としてそれら植物を使用する経験もありません。従って、それらを原料として製剤化した医薬品は、漢方製剤ではなく生薬製剤として分類されています。

そのほか、日本では広義の民間薬として、「家伝薬」とか「伝承薬」等と呼ばれるクスリがあります。著名なものでは、養命酒、宇津救命丸、樋屋奇応丸といったものがあり、数百年にわたって現在でも使用され続けています。それらは複数の生薬から成り、現在では品質の確保が義務づけられた医薬品にもなっています。それらが開発された経緯は各家伝薬、伝承薬によってまちまちで、西洋医学がまだ日本に入っていない時代背景から漢方医学と何らかの関係がある可能性は否定できませんが、一般的には漢方薬とはみなされていません。従って、それらも生薬製剤になります。

そうなると、漢方医学で使用される漢方薬以外の医薬品で、生薬が配合されているものを生薬製剤とする、という定義が正しいのかもしれませんが、実はそれでもまだ不十分です。例えば、それぞれ単独では漢方薬としてみなされる安中散と芍薬甘草湯を合わせた医薬品、同様に黄連解毒湯と五苓散を合わせた医薬品は、漢方製剤ではなく生薬製剤として認可されています。また、中国伝統医学で使用する生薬からなる処方（医薬品）も、日本における漢方製剤の一覧表に収載されていないために、生薬製剤として認可されているのです。すなわち、漢方製剤とは、厚生労働省が決定した２９４処方を製剤化したもののことを指し、それ以外の生薬が配合された医薬品を生薬製剤と呼ぶ、ということになります。

第7話 漢方エキス製剤について

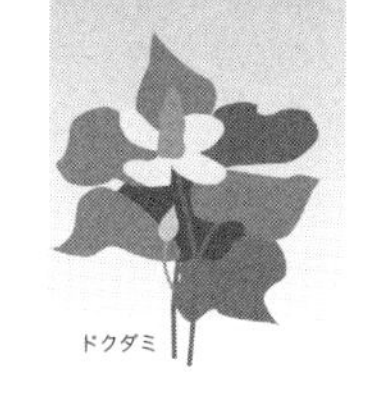

今回は、漢方製剤についてのお話です。

大部分の漢方薬は、漢方医学理論に従って調合された複数の生薬を熱水で煮出して、生薬カスをろ過して除き、湯液（煎液）としたものを基本的な剤形としています。厚生労働省が監修している『医薬品製造指針』では、標準的な湯液は、「概ね、全生薬量の20倍の水を加え、30分以上加熱抽出し、ろ過したとき、加えた水量の半量のろ液を得る方法」により調製すると記載されています。すなわち、生薬を混合して、25ｇになったとしたら、５００㎖の水を加えて煎じ、30分以上加熱することにより水分が蒸発させ、最終的に２５０㎖のろ液が得られるように火力と時間を調節しなさい、ということです。この時注意することは、煎じる前の生薬は乾燥した状態ですから、煎じる間に水を吸うことを考えなければならない点です。すなわち、先ほどの例で、煎じ器の目盛り２５０㎖まで沸騰させたあとでろ過をしたとすると、得られる湯液は生薬の体積＋水を吸った分だけ減ってしまい約２２０㎖しか湯液が得られず濃縮させすぎ、ということになります。

実際の煎じ方はそんなに厳密なものではなく、どんな量の生薬でも、約６００㎖の水で30～

40分間煎じることが多いですが、それでも毎日このような操作を行うのは、けっこうたいへんですので、第5話で紹介した漢方エキス製剤が登場してきました。

生薬を煎じたあとの湯液に含まれる水分を乾燥させた抽出物（エキス）そのものは、非常に吸湿性の高い粉体となることが多く、時間が経てば潮解してベタベタになってしまうため、そのままでは医薬品としての流通には耐えられません。そこで、吸湿から保護するための適当な賦形剤を加えて、気密性の高い包装を施して製剤化することになります。医療用漢方エキス製剤の多くは、顆粒剤という剤形ですが、細粒剤、錠剤やカプセル剤といった剤形もあり、粉末を飲めない患者さんや生薬の味が気になる患者さんに対応したものもあります。また、一般用漢方エキス製剤では、ゼリー状に加工したものや、ドリンク剤といった剤形のものも販売されています。剤形については各製薬メーカーでそれぞれの特徴づけがなされて販売されていますので、同じ処方でもニーズに合わせて使い分けが出来ます。

現在では、医療用では１４８処方の漢方薬のエキス製剤（うち１処方は軟膏剤）が薬価基準に収載されており、医療用漢方エキス製剤として使用されています。また、薬剤師や登録販売者が販売することが出来る一般用漢方製剤２９４処方や、その他の生薬製剤も、多くのこのエキス製剤の形態をしています。また、日本で使用されている医薬品の品質を規定している日本薬局方には、漢方薬の原料となる生薬については古くから収載され続けていますが、06年に発行された第十五改正日本薬局方からは漢方エキス製剤の原料となる漢方処方のエキスが収載されるようになり、現在の第十六改正日本薬局方では第二追補までで29処方が収載されています。日本薬局方は英語版も発行されていますので、漢方エキスが日本の医薬品として世界へ発信されています。

同一処方名で違う処方内容

漢方エキス製剤は、大規模な釜で生薬を一気に抽出し、分包して製造しますので、患者さんが毎日煎じて服用することと比較すれば、品質は安定していると言えます。しかし、その製造ロットごとで品質が異なるようでは、医薬品としてはやはり困ります。そこで、漢方エキス製剤についても、もとの生薬の品質管理方法と同様に、第２話で紹介した「指標成分」と呼ばれる化合物の含量を標準湯液と呼ばれるものと合わせることにより行われています。エキス製剤は、厚生労働省から通知されている漢方ＧＭＰなどの製造指針に基づいて製造されているほか、現在では日本薬局方に29処方の漢方薬のエキスが収載されるようになりました。こうして、日本における漢方エキス製剤の製造技術、とくに品質のロットごとの安定性については、世界的に見ても高いレベルになっています。

ところがちょっと困るのは、同一メーカーの品質は安定しているものの、メーカー間で見てみると、同一の処方名でもその内容が異なっていることがあることです。これは、現在使用さ

医療用葛根湯エキス製剤の構成生薬（1日当たりの配合量）

A社	葛根8g	麻黄4g	大棗4g	桂皮3g	芍薬3g	甘草2g	生姜1g
B社	葛根4g	麻黄3g	大棗3g	桂皮2g	芍薬2g	甘草2g	生姜1g
C社	葛根4g	麻黄3g	大棗3g	桂皮2g	芍薬2g	甘草2g	生姜2g
D社	葛根4g	麻黄4g	大棗3g	桂皮2g	芍薬2g	甘草2g	生姜1g
E社	葛根4g	麻黄3g	大棗3g	桂枝2g	芍薬2g	甘草2g	生のショウガ3g

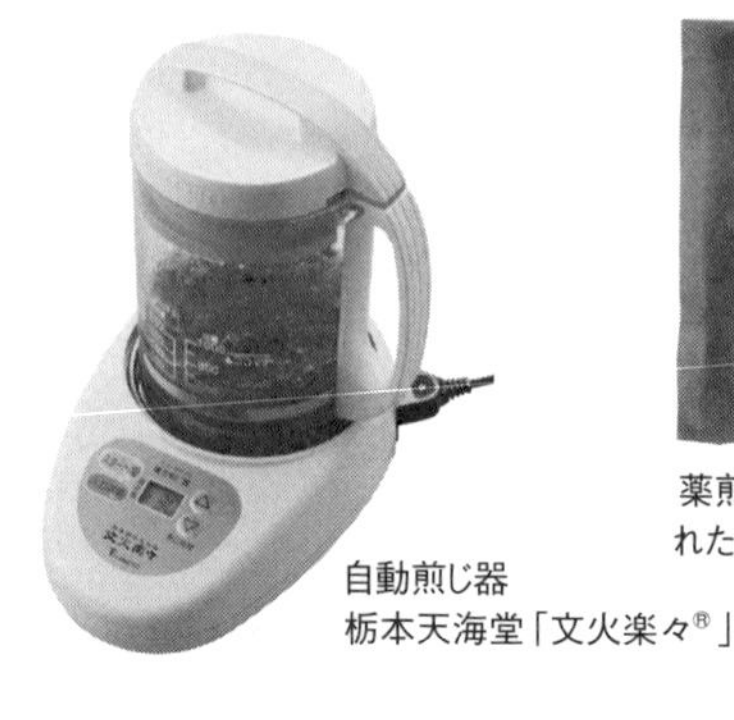

自動煎じ器
栃本天海堂「文火楽々®」

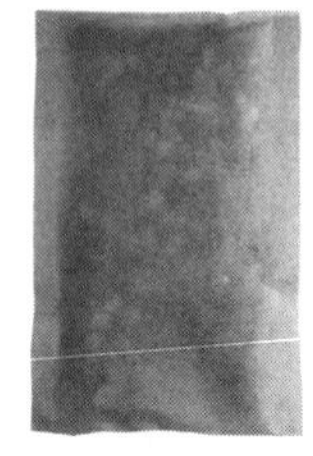

薬煎袋に入れられた状態

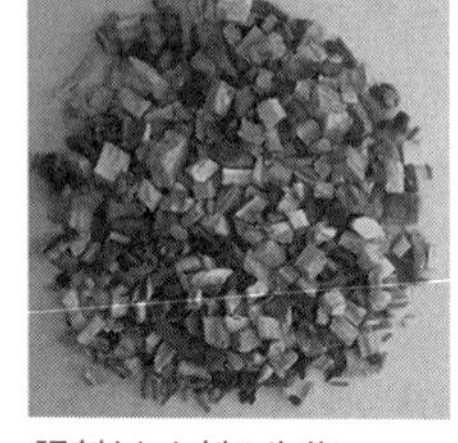

調剤された刻み生薬

れている医療用漢方エキス製剤が認可される時に、メーカーによって根拠とする漢方医学における出典が異なっていたのに、そのまま通ってしまったからです。日本薬局方でも、複数の製薬会社から医療用として販売されている処方のパターンごとに、その品質を規定しています。

例えば、医療用の葛根湯エキス製剤は、現在、20社以上のメーカーから市販されていますが、処方内容には表のような5つのパターンがあります。

また、「朮（ジュツ）」と呼ばれる生薬を含む処方では、メーカーによって利水滲湿（りすいしんしつ）薬に分類される「蒼朮（ソウジュツ）」を使用したもの、補脾薬に分類される「白朮（ビャクジュツ）」を使用したものなど、異なる生薬を使用しているケースもあります。

つまり、漢方エキス製剤では、同じ処方名であってもその内容にはさまざまなバリエーションがあり、各メーカーによって使用する原料生薬の品質にも差があり、さらに剤形も異なります。従って、通常の医薬品で見られる先発品と後発品（ジェネリック）という考え方は出来ません。薬価基準には「〇〇葛根湯エキス」というように販売会社名を薬品名に含めた名称で収載されており、「ジェネリック変更可」の処方せんでも、販売会社名が入っていない医療用漢方エキス製剤のままでは調剤できないことになります。実際に、同じ処方名の製剤でも、メーカー毎に味やにおい、溶けやすさなどは明らかに違いますので、使用する際には個々の製剤の特徴をメーカー別に把握しておくことが重要となります。

なお、冒頭で、大部分の漢方薬は湯液を基本的な剤形であると述べましたが、少数ですが、もともとの漢方医学の古典に記載されている剤形として、生薬の粉末を調合した「散剤」（当帰芍薬散や加味逍遙散など）、その散剤をハチミツなどで練って固めた「丸剤」（桂枝茯苓丸や六味丸など）といった剤形もあります。それらは、一般用漢方製剤では古典の記載通りに調製されたものも市販されています。しかし、医療用漢方製剤では、1つのメーカーから販売されている八味丸を除いて、すべてがエキス製剤となっています。これは、厳密には本来の漢方薬の剤形に反する形態なので、あえて区別して表現することがあります。すなわち、処方名の後に「料」の一字を付けて、「当帰芍薬散料」「桂枝茯苓丸料」という処方名で表現します。ただ、「料」を付けずに販売しているメーカーもありますので、ここもメーカー間で特徴が異なる一例なのかもしれません。

第8話 医療用漢方エキス製剤の適応について

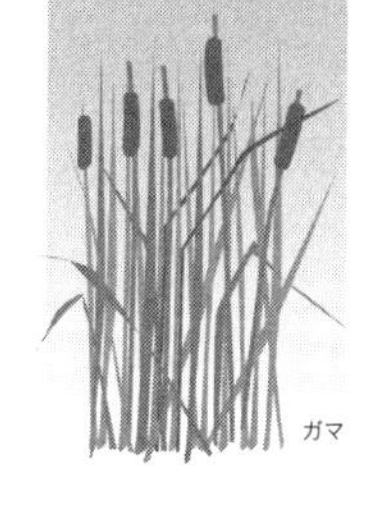
ガマ

本書、冒頭で述べたように、現在では多くの医師が医療用漢方エキス製剤を処方していることがアンケート調査で明らかになっています。それらは保険診療の中で使用されていますので、レセプト（診療報酬明細書）にはその漢方エキス製剤の名称と患者の病名が記載され、審査支払基金による審査を経て、報酬が保険医療機関に支払われることになります。一方、保険薬局で薬剤師は処方せんに記載されている漢方製剤の名称から患者の病態を推定し、服薬指導を行うことになります。ここで、しばしば問題になるのが、医療用漢方エキス製剤の添付文書にある適応です。

漢方薬というのは、本来は漢方医学理論に基づいて人体の陰陽のバランスがどのように偏っているのかを診断し、それをもと（中庸）に戻すために使用するものです。従って、漢方医学における患者の診断名は、風寒襲表（ふうかんしゅうひょう）（風邪（ふうじゃ）、寒邪（かんじゃ）（※）が体表部に侵襲している）、肝気鬱結（かんきうっけつ）（肝の気の流れが停滞している）などといった、漢方医学の言葉で表現されます。しかし、現在の保険診療のシステムは西洋医学を基本としていますから、このような漢方医学的な病名は認められません。そこで、70～80年代に漢方エキス製剤が薬価基準に収載されて保険適応された際に、そのような漢方医学の言葉を西洋医学的に表現した「適応」が公的に決定されました。例えば、ツムラ大建中湯エキス製剤の適応は、「腹が冷えて痛み、腹部膨満感のあるもの」、ツムラ抑肝散エキス製剤の適応は、「虚弱な体質で神経が高ぶるものの次の諸症：神経症、不眠症、小児夜なき、小児疳症」です。

この「適応」にはさまざまな問題点があります。それを順に説明していきます。

①漢方医学の病名を強引に西洋医学で翻訳したので、実際の病態に対応しきれていない

先ほど紹介した大建中湯は、漢方医学的には温中補虚、降逆止痛という作用（薬能）をもち、おなかの奥が冷えたことによってけいれんが起こり、痛みが生じている状態を改善する処方です。大建中湯は、現在ではおなかの奥の冷えの有無にかかわらず、開腹手術後のイレウスの予防によく使用されていますが、そのように使用するときの適応（保険病名）が「腹が冷えて痛み、腹部膨満感のある」となります。ところが、大建中湯は、冷えによる消化器系の機能低下により、腹痛だけではなく、食欲不振、下痢や便秘、過敏性腸症候群など消化器症状全般にも使用できる処方です。この適応では病名が不足しています。

このような例はいくつもあり、例えば、ツムラ釣藤散エキス製剤の適応は、「慢性に続く頭痛で中年以降、または高血圧の傾向のあるもの」ですが、漢方医学的には不安神経症やめまい、認知症の随伴症状などにも使用することができます。ツムラ芎帰膠艾湯（きゅうききょうがいとう）エキス製剤の適応は「痔出血」ですが、漢方医学的には婦人の月経困難症や貧血、更年期障害にも多用します。

②同じ漢方処方名なのにメーカー毎に適応が異なる

第７話で、漢方エキス製剤を構成する生薬の配合量や品質がメーカー間で違うことを紹介しました。実は、製剤の適応についてもメーカー間でかなりの差があります。これまで漢方製剤の適応を紹介するときにいちいちメーカー名を付けているのは、そのような理由によります。

例えば、小太郎漢方製薬が販売するコタロー大建中湯エキス製剤の適応は、「腹壁胃腸弛緩し、腹中に冷感を覚え、嘔吐、腹部膨満感があり、腸の蠕動亢進と共に、腹痛の甚だしいもの（胃下垂、胃アトニー、弛緩性下痢、弛緩性便秘、慢性腹膜炎、腹痛）」、コタロー芎帰膠艾湯エキス製剤の適応は、「冷え症で、出血過多により、貧血するもの（痔出血、外傷後の内出血、産後出血、貧血症）」です。更年期障害や月経困難症によく利用される加味逍遙散（かみしょうようさん）は、漢方医学的な作用は疏肝解鬱（そかんげうつ）（精神の高ぶりを押さえて、ストレスを緩解させる）、清熱涼血（怒りっぽい、頭に血がのぼるような症状を冷やす）であり、決して女性限定のものではありませんが、医療用漢方エキス製剤の適応は、ツムラ他から販売されている製剤では女性に対する使用に限定されていますが、コタローの製剤ではその限定がありません。以上のように、ツムラとコタローを比較すると、それぞれの漢方処方において、コタローの製剤の方が処方を漢方医学的に使用するための病態をよく表現しています。

一方、インフルエンザに対してタミフルの副作用が問題になって以降、漢方薬である麻黄湯にタミフルと同等の効果があるとして繁用されています。この麻黄湯エキス製剤の適応をメーカー毎に比較してみると、コタローの製剤では「高熱悪寒があるにもかかわらず、自然の発汗がなく、身体痛、関節痛のあるもの、あるいは咳嗽や喘鳴のあるもの（感冒、鼻かぜ、乳児鼻づまり、気管支喘息）」、クラシエの製剤では「風邪のひきはじめで、寒気がして、発熱、頭痛があり、体のふしぶしが痛い場合の次の諸症（感冒、鼻かぜ）」ですが、ツムラの製剤では「悪寒、発熱、頭痛、腰痛、自然に汗の出ないものの次の諸症（感冒、インフルエンザ（初期のもの）、関節リウマチ、喘息、乳児の鼻閉塞、哺乳困難）」です。各社から販売されている麻黄湯エキス製剤のうちインフルエンザへの適応があるのはツムラの製剤だけです。

保険診療上では、あくまで薬剤の「適応」に基づいて使用するのがルールになりますから、大建中湯エキス製剤を下痢または便秘に使用するとき、男性の不安神経症に対して加味逍遙散を使用する時にツムラの製剤を処方したり、麻黄湯エキス製剤をインフルエンザに対して使用する時にコタローの製剤を処方するのは、厳密に言えば違反です。

③１９７０年代から基本的に変更されていない

一般用漢方製剤においては、「効能・効果」は71年に決定されましたが、09年に現代に即した症状表現とするために変更・追加が行われました（『新一般用漢方処方の手引き』じほう）。ところが、医療用漢方エキス製剤については薬価基準に収載されて以来そのような変更が行われていないために、先ほどのコタロー大建中湯エキス製剤の適応にあった「胃アトニー」の用語のように、現在では使用されなくなった疾患名がいまだに残っています。

現在、医療用漢方エキス製剤への使用拡大とエビデンス集積に伴い、これまで使用されることのなかった疾患に対する漢方薬の有用性が期待されています。たとえば、先ほど紹介した抑肝散は、適応にあるようにもともとは小児に使用する薬でしたが、現在では認知症にともなう随伴症状の改善目的に多用されています。しかし、保険診療上ではあくまで適応にある病名以外に使用することは原則的には認められないため、保険請求を行う際のレセプト上では、抑肝散の適応の「神経症」を拡大解釈してこの病名で請求が行われています。

このように、医師が処方する医療用漢方エキス製剤の処方意図とその「適応」の病名とが異なることがよくあります。ここで最も困るのは、保険薬局における服薬指導になります。

薬剤師は処方せんに書かれている薬剤名のみで患者に対して服薬指導することになりますから、漢方エキス製剤の添付文書にある「適応」の通りに行うと、患者との間で誤解を生じることがあります。保険薬剤師が医療用漢方エキス製剤について服薬指導する際には、まず患者がどのような症状を医師に訴えて、その結果として漢方薬が処方されたのかをインタビューした後で、疑義照会や服薬指導を行うほうがよいでしょう。

（※）漢方医学で病気の原因として想定している、風に乗って人体を攻撃し体内を風のように動きまわる邪、体に寒さを引き起こす邪のこと。西洋医学でいうところの細菌やウイルスに相当すると考えられる。ちなみに、この風邪（ふうじゃ）が風邪（かぜ）の語源となっています。

第9話 漢方薬に関する医薬品情報

クロッカス

漢方薬に限らず、医薬品はモノとしての性質プラス情報のセットで理解しないといけないのですが、純物質からなる多くの西洋薬と異なり、漢方薬の場合はその特徴を踏まえていない医薬品情報が氾濫していますので、その目利きに注意が必要な時があります。

○○湯とは、刻み生薬の混合物のことを指す!?

まず、漢方薬のモノとしての性質の無理解から生まれる誤解を紹介します。読者のみなさんは、「葛根湯(かっこんとう)」という言葉を聞いた時に、これから何をイメージされるでしょうか。多くの医師の方々は、製薬メーカーが製造した「医療用葛根湯エキス製剤」を思い浮かべるのではないでしょうか。これについても、前回のお話のように「医療用葛根湯エキス製剤」にはメーカーによって５つの処方構成パターンがありますので、ひとつのモノに確定させることが出来ないのですが、それはさておいても、「葛根湯」という表現が指示しているモノは、正しくは漢方エキス製剤のことではありません。この「医療用葛根湯エキス製剤」という名称には、漢方処方名にわざわざ「エキス」というお湯で抽出したものという意味の接尾語が付いているくらいですし、日本薬局方上でも「葛根湯エキス」という名称を公的に採用しています。従って、「葛根湯」とだけ表現した時には、エキスを作る前の段階、すなわち、7種類の生薬（刻）の混合物のことを指しています。

例えば、「○○という疾患をもつ患者X名に対して葛根湯を処方し、Y例に対して有効であった」という医薬品情報を解釈してみます。この表現を前述したように正しく読み取れば、患者は7種類の生薬（刻）を混合したものを使用したことになります。しかし、この記載だけでは7種の生薬の配合量がわからず、医師のさじ加減で変更されているかもしれませんし、患者が生薬の混合物をどのように使用したかも不明です。さらに、原料となった生薬の品質についての記載もありませんので、基原となる植物の品種や産地なども不明です。もしかしたら、日本薬局方に適合しないような劣悪な生薬を使用していたかもしれません。さらに、この情報の発信元となった医師が、前述した内容を知らずに、特定のメーカーが販売している医療用葛根湯エキス製剤を処方したのかもしれません。つまり、これだけの表現からなる医薬品情報では、使用された「葛根湯」がどのようなモノなのかがまったく特定できず、再現性の保証が全くない不十分な情報ということで、あくまで参考程度とするだけになってしまいます。

基礎実験でも同様です。以前、医師から投稿されてきた論文の査読が私にまわってきたとき、

「半夏瀉心湯（はんげしゃしんとう）（HST）30μg／mℓが、某組織上皮細胞の某サイトカインmRNAの発現を減少させた」と記述するのみで、HSTに関する説明がなく、その他の不備も含めて不採用としたことがあります。なぜなら、HSTの単語だけなら前述した通り生薬の混合物となりますが、細胞を培養するための培地に生薬そのものが溶けるはずがありませんし、仮にエキス製剤を指していたとしても、某メーカーのHSTエキス製剤は生薬の混合物(18.5g)を煎じてエキス(4.5g)を作ったあと、それに賦形剤（3g）を合わせて、製剤（7.5g）を作っていますので、その30μgがエキス原末なのか、賦形剤入りの製剤なのかが不明だからです。

以上のことから、漢方薬に関する医薬品情報を正しく発信または理解するためには、実際に使用された漢方薬を特定するための情報が含まれていることが必須になります。医療用漢方エキス製剤の場合は、製造販売しているメーカーで品質の保証がなされていますので、メーカー名を漢方処方名とセットにして、例えば「(メーカー名）葛根湯エキス製剤」すればよいですし、生薬（刻）を原料として利用した漢方薬なら、個々の生薬が日本薬局方の規格に適合していることの記載と、産地、販売業者名と購入年度の情報があれば大丈夫です。裏を返せば、日本では市販されていない漢方処方や、日本薬局方に収載されていない生薬を利用した医薬品情報についてでは、情報発信者自らが生薬・漢方薬の品質の保証をしなければ、信用できるものにはなりません。そのためには、使用した生薬が正しい植物の正しい部位を原料としていたかどうか、の保証から始まります。生薬名は、基原動植物名とその薬の部位とがセットのなって初めて定義ができるのですが、植物の学名だけ述べて部位の記載がない論文をよくみかけます。さらに、その生薬に含まれている特徴的な成分が含まれているか、クロマトグラフィーの結果などにより提示することがもとめられることもあります。現在では、生薬・漢方薬を研究材料として使用した学術論文では、このフィンガープリント（もともとの意味は指紋のことです）と呼ばれるクロマトグラムの提示が必須になっています。

英語からの翻訳の間違い

04年7月6日、M3.comという医療系サイトに、「朝鮮人参はワルファリン服用患者には禁忌」という記事が載りました。なんでも、アメリカにある大学が行った臨床研究で、朝鮮人参を摂取したワルファリン服用患者でＩＮＲが低下したとのこと。朝鮮人参（正式な和名はオタネニンジン）は漢方薬にもよく配合されますから、この医薬品情報が正しければ、日本で行われている漢方診療に大きく影響してしまいます。

そこで、早速、その論文の原文を取り寄せて確認したところ、タイトルからして"American ginseng reduces warfarin's effect"と、オタネニンジン（ウコギ科 *Panax ginseng*）ではない、アメリカニンジン（*Panax quinquefolius*）を使った研究でした。近縁種ですがまったく別の種の植物ですから、漢方薬ではおそらく問題は起こらないと考えられます。

確かに、通常の英和辞典では"ginseng"を朝鮮人参と訳しているので、"American ginseng"を「アメリカ産朝鮮人参」と一般の方が訳してしまうのは仕方がないかもしれません。実際に、14年9月18日のウォールストリートジャーナル日本語版でも、「米国産朝鮮ニンジン、需要の高まりで値上がり」と、アメリカニンジンのことを誤って報道していました。ただ、M3.comのような医療系の記事を書く記者が、これをやってしまってはマズイと思います。

ふりかけ薬理

次は、漢方薬の薬理に関する医薬品情報についての問題です。医療用漢方エキス製剤の添付文書などには、「薬効薬理」という項目があります。これまでの記述の中で、漢方薬のからだに対する作用（はたらき）を表現する言葉として、「薬能」という言葉が何回か登場してきました。薬物のからだに対する作用を表現するとき、一般的には「薬理」という言葉を使用します。「薬理学」という学問は、医学部、薬学部における必須科目であり、薬物がからだの中でどのように作用して薬効を発現するのか、そのメカニズムについて研究しています。すなわち「薬理」とは、現代科学、西洋医学で使用する言葉になります。第1話で述べたように、漢方薬は本来ならば伝統医学的な薬物の作用である「薬能」をもとに使用しますが、「薬能」は現代科学の立場では受け入れ難い内容になりますので、漢方薬を薬理学的に研究する試みがこれまで多く行われてきており、その成果が「薬効薬理」に記載されています。この「薬効薬理」は、一見すると科学的に見えるのですが、中には臨床現場に全く応用出来ない内容が載っていることがあります。

例えば11年8月12日のMedical Tribune誌に、「漢方四千年の底力を示す高麗人参由来ジンセノサイドRg1～選択的グルココルチコイド受容体モジュレーターとしての可能性」という記事が載っていました。何でも、人参（高麗人参というのは通称名の一つで、日本薬局方では「人参」が正しい）に含まれているジンセノサイドRg1という化合物は、デキサメタゾンと同様の抗炎症効果を示すけれども、ステロイド剤の副作用である糖代謝・骨代謝には影響しないということで、画期的なステロイド性抗炎症薬となる可能性がある、とのことです。漢方薬の原料としての人参の主な薬能は「大補元気（たいほげんき）」であり、抗炎症作用という薬理に関連しそうなものはありません。それはさておき、この記事で紹介されている薬理研究の内容（Du J. J Immunol, 2011）を見てみると、関節炎モデルマウスに、2.5mg／kgのデキサメタゾンと12.5mg／kgのジンセノサイドRg1を投与して、同等の関節炎抑制作用がみられています。一方で、デキサメタゾンでみられた副作用がジンセノサイドRg1にはみられていないので、記事の内容は正しいのですが、問題となるのは、この薬理研究における薬物の投与経路がマウスの腹腔内への注射となっている点です。

日本では、漢方薬は基本的に口から飲むものであって、決して注射することはありません。

この薬理研究で使用されたジンセノサイドRg1という化合物は、非常に消化管吸収姓が悪く、ヒトが大建中湯エキスを服用した時の最高血中濃度は12 pMしかありません(Munekage M, Drug Metab Dispos, 2011)。ちなみに、この薬理研究で使用されていたグルココルチコイド受容体への作用を示したジンセノサイドRg1の培養液中の濃度は10 μMで、ヒトの最高血中濃度の80万倍の値です。漢方薬中に含まれるジンセノサイドRg1をかき集めて注射すれば、この血中濃度に達する可能性があるかもしれませんし、実際に中国には人参を原料とする注射剤があります。しかし、日本においては、少なくとも人参を含む漢方薬をどんなに服用したところで、臨床的にはとうていあり得ない数値です。

このように、薬理というのは確かに科学的に薬物の作用を研究した内容ではあるものの、漢方薬を実験動物に注射しようが、培養細胞の培養液中に直接混合しようが、得られた薬物としての作用が立派な「薬理」になります。純物質からなる多くの西洋薬とは異なり、漢方薬は膨大な数の化合物を含んでおり、その中には多糖類のような高分子化合物でそのままの分子では消化管から吸収されないもの、ジンセノサイドRg1のように消化管吸収が悪くて服用した量のうちの1％も吸収されないものなど、漢方薬に含まれる化合物すべてがそのまま血流に乗ってターゲットとなる臓器へ達するようなことはあり得ません。従って、そのような研究方法で得られた「薬理」は、臨床での漢方薬の使い方には応用することは出来ません。

以上のように、漢方薬に関する医薬品情報には目利きが必要な時がありますので、そのまま鵜呑みにはせずに、その情報がどのような背景をもとに発信されたのかをさらに調査して、その都度考えて頂ければ幸いです。特に、生薬の品質保証がしっかりと行われていない海外発の情報は、研究に使用した材料の点から怪しいことが多々ありますので、書籍など二次、三次情報として知った時にはそのまま信用せず、必ず一次文献でどのような材料を使って得られた情報なのかを確認したほうがよいでしょう。

第10話 漢方薬に含まれる化合物の消化管吸収

マツ

漢方薬は基本的に経口投与を原則としていますから、漢方薬に含まれる化合物は、消化管の中で消化され、あるいは腸内細菌により代謝された後に吸収され、さらに小腸上皮細胞や肝臓において初回通過効果と呼ばれる代謝反応を得てから、全身を巡ることになります。薬物を体内へ注射するということは、この消化管吸収と初回通過効果における代謝の過程をすっとばして、薬物がいきなり全身を巡ることになりますので、薬物を経口投与したときと注射したときとの作用の発現は大きく異なります。

この差を埋めるために有用なツールが、薬物動態学のうち、とくに「吸収」に関する知識です。つまり、漢方薬を口から服用した後、血液中に現れる漢方薬由来の化合物の血中濃度推移を測定し、それと漢方薬を注射したときの血中濃度あるいは培養細胞に直接作用させたときの培養液中の濃度とを比較することで、基礎実験で得られた結果が臨床でも起こりうるかどうかを予想することが出来ます。

今回は、漢方薬に含まれる化合物の消化管吸収について解説します。

配糖体の消化管吸収メカニズム

漢方薬には、「配糖体」と呼ばれる化合物を多く含んでいます。漢方薬の原料となる薬用植物には、当然、ヒトにとって有用となるような化合物を含んでいるわけですが、それ自体は植物が生きる上ではかえって有害であることもあります。そのようなときは、そのような化合物を植物自らがグルコースなどの糖と結合させることで無毒化し、液胞と呼ばれる異物を封入する植物細胞内器官に蓄積したりします（ちょうど、ヒトが医薬品となる化合物をグルクロン酸という糖と結合させて毒性を減弱させるのと同じです）。

古い漢方薬学の教科書を読むと、そのような配糖体は、水溶性の高い糖部が脂溶性の高い非糖部に結合している化学構造をしているため、消化管膜を透過することが出来ず、胃や小腸で吸収されないまま大腸まで移動し、そこに住んでいる腸内細菌により糖部と非糖部との間の化学結合が加水分解されてから吸収される、と記載されています。すなわち、配糖体はそのままの分子形態では消化管から体内へは吸収されないので、第9話で紹介した、漢方薬を実験動物に注射したり培養細胞に直接投与したりして得られた「薬理」は、漢方薬を経口投与したときには血中に現れない化合物の薬理作用を評価することになるので無意味、となります。また、腸内細菌を殺してしまうような抗生物質と漢方薬を併用すると、そのような配糖体が加水分解

配糖体の例

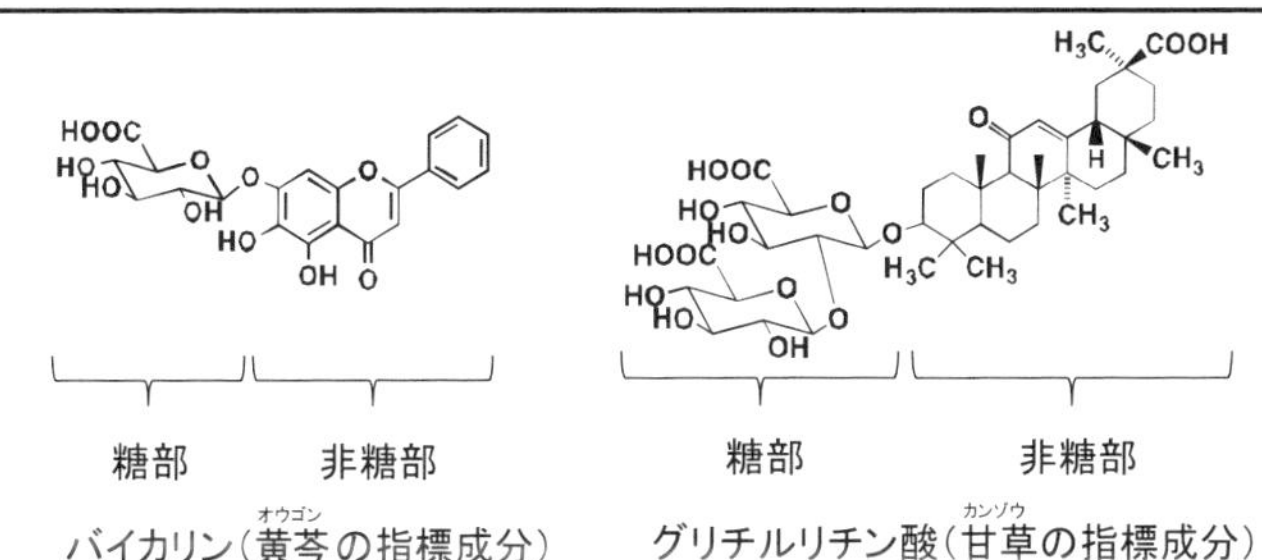

されてなくなり、非糖部が吸収されなくなってしまうので、抗生物質と漢方薬を併用するのは禁忌である、としている教科書もあります。さらに、非糖部の消化管吸収がまた、そのような配糖体は、口から服用した後、大腸まで達して腸内細菌で加水分解されて初めて吸収されることから、漢方薬が食前投与となっている理由は、空腹時に服用することで速やかに大腸まで届けるためである、としている教科書もあります。

ところが、最近では、吸収率は高くはないものの、配糖体もそのままの分子形態で消化管からちゃんと吸収され、血中にも現れることが明らかになってきています。一部の配糖体は、消化管でもともとは栄養素であるグルコースを効率よく吸収するために存在しているグルコーストランスポーターの基質となって、消化管上皮細胞の脂溶性の高い細胞膜を通過することが言われています。消化管上皮細胞にはグルコースだけでなく、各種糖類、アミノ酸類、脂質を輸送するトランスポーターが発現しており、食事を消化して出来た栄養素を効率よく吸収しています。そのトランスポーターを介して漢方薬に含まれる成分が

**漢方薬に含まれる配糖体の消化管吸収は、そのまま吸収されるもの、
消化酵素や腸内細菌で糖部が加水分解され
非糖部のみが吸収されるものなど、さまざまなパターンがある。**

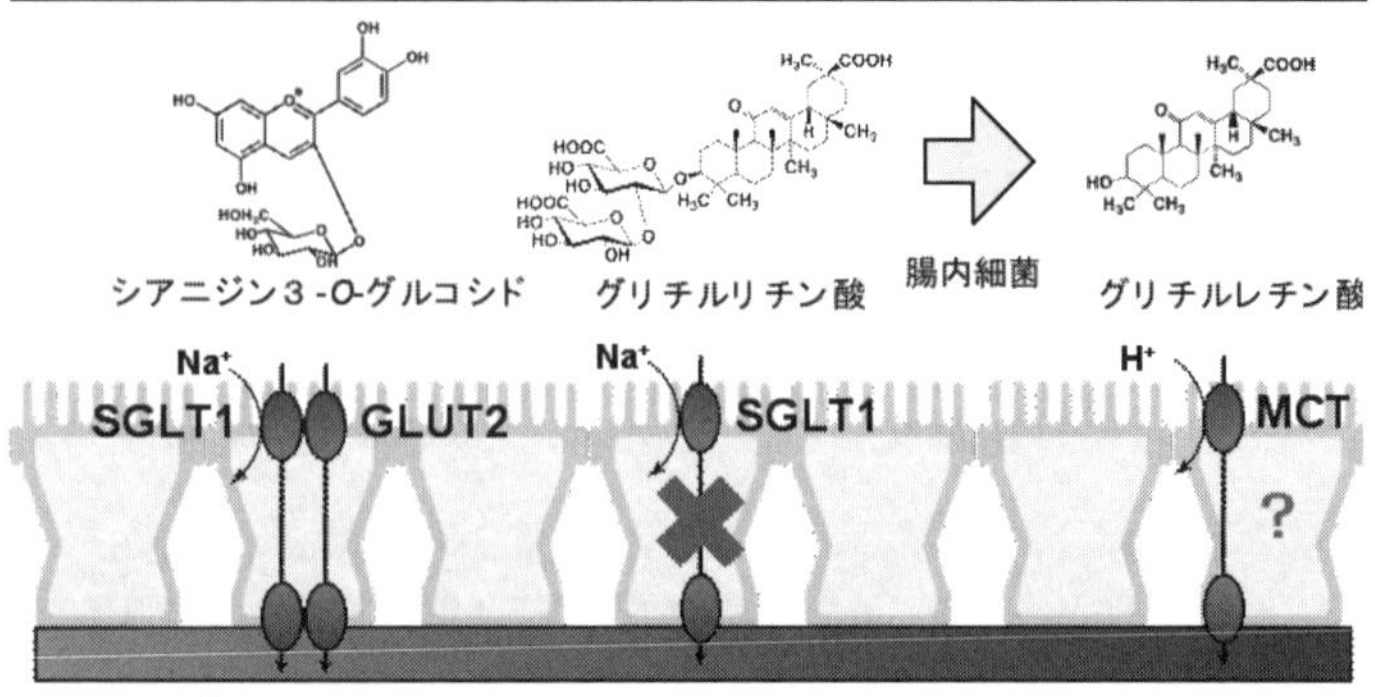

SGLT1, Na^{+}-dependent glucose transporter 1
GLUT2, glucose transporter 2
MCT, monocarboxylate transporter

吸収される可能性が指摘されていますので、漢方薬が食前投与となっている理由は、その栄養素トランスポーターを介する漢方薬含有成分の消化管吸収が食事由来の栄養素を競合して消化管吸収が低下するから、かもしれません。

また、一部の配糖体は、大腸に棲んでいる腸内細菌ではなく、消化酵素であるアミラーゼやラクターゼにより、消化管のかなり上部において加水分解されて、非糖部が血液中に速やかに現れる事もあります。このようなケースでは、配糖体を口から服用しているのに、その加水分解産物が投与後15分で最高血中濃度に達するようなこともあります。漢方薬が有効性を示すのには時間がかかるとはよく言われていますが、一部の漢方薬ではそのようなことは決してありません。

ここで問題となるのは、第1話で述べたように、漢方薬の薬効成分が未だに分かっていないものが多いということです。これまで述べてきたように、漢方薬に含まれていて教科書などで紹介される化合物の多くは、品質評価のための「指標成分」にすぎません。配糖体も薬効成分のひとつであるとは考えられますが、それで説明できる漢方薬の作用はごく一部です。もちろん、漢方薬には配糖体以外の化合物も含まれていますが、この分野の研究はまだまだ遅れており、漢方薬の作用メカニズムの解明されるまではほど遠い段階です。

消化管吸収の段階で他の医薬品と相互作用する可能性も

抗アレルギー剤であるフェキソフェナジンという医薬品は、消化管の管腔内から上皮細胞内へ、有機アニオントランスポーターという分子によって吸収されます。この分子をグレープフルーツジュースが阻害することが知られるようになり、食品と医薬品が相互作用する一例になっているのですが、その原因成分が先ほどまで紹介した「配糖体」であるナリンジンやヘスペリジンであることが明らかになっています。それら化合物は、グレープフルーツに特徴的な成分ではなく、同じ柑橘系の果物を基原とする生薬の陳皮(チンピ)や枳実(キジツ)にも含まれていることから、それらの生薬が配合されている漢方薬がフェキソフェナジンの消化管吸収を阻害する可能性が予想されています。しかし、現在まで、そのような薬物相互作用が臨床から報告されたことはありません。

実は、ナリンジンやヘスペリジン以外にも、多くのフラボノイドと呼ばれるグループに属する化合物が、有機アニオントランスポーターを阻害することが知られています。フラボノイドは日常的に摂取している野菜や果物、蕎麦や飲料にも含まれており、たいていの西洋薬は食後投与ですから、フェキソフェナジンの消化管吸収は食事由来の化合物によってはじめから抑制されている状態となっています。漢方薬の多くは食前投与ですので、消化管内で両者が出会うことはないのですが、もし、飲み忘れなどで漢方薬を食後にフェキソフェナジンと一緒に飲んだとしても、食事由来のフラボノイドの方が漢方薬に含まれるその量と比べて圧倒的に多いために、フェキソフェナジンの消化管吸収に影響することはほとんどないでしょう。

第11話
漢方薬と西洋薬間の薬物相互作用

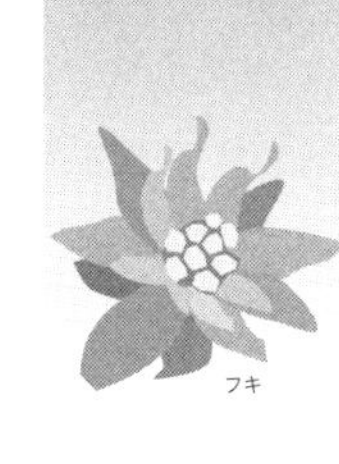

グレープフルーツジュースが、消化管上皮細胞の有機アニオントランスポーターを阻害することにより、抗アレルギー薬であるフェキソフェナジンの消化管吸収を抑制する、という薬物相互作用を第10話で紹介しました。このような食品と医薬品との間で相互作用があるというのは、現在では幅広く知られるようになりましたが、食品も漢方薬も天然由来であるという点では同じですから、グレープフルーツジュースのように漢方薬にも西洋薬による治療を妨害するような化合物が含まれているかもしれない、と懸念されてきました。今回は、そう言われるようになった背景と、実際に臨床で注意する点について解説します。

本来の薬物相互作用は有益なもの

複数の医薬品を同時に処方することは、西洋医学でも当然のように行われていますし、漢方薬でも複数の生薬を配合して処方を作って利用しますので、複数の薬物による相互作用というものは、本来はポジティブに利用されています。例えば、一般用医薬品の総合感冒薬のように、発熱、鼻水、せき、痰などの症状を、それぞれ解熱薬、抗ヒスタミン薬、鎮咳剤、去痰剤を組み合わせて、感冒という症状全体を解消したり、利尿薬とアンギオテンシン転換酵素阻害薬を組み合わせることにより、血圧をより強く下げてそれぞれの薬物が持つ副作用の発症を回避する、などがあります。

これらは、異なる薬理作用をもつ薬物どうしを組み合わせた結果、得られる薬物相互作用ですので、薬理学的相互作用と呼ばれます。このようなケースで、西洋薬と漢方薬が薬物相互作用する例には、抗がん剤の副作用を漢方薬が予防する、という組合せがあります。例えば、フルオロウラシルの副作用である食欲不振や全身倦怠感を十全大補湯（じゅうぜんたいほとう）が改善したり、イリノテカンの副作用である遅発性下痢を半夏瀉心湯（はんげしゃしんとう）が予防したり、オキサリプラチンの副作用の末梢神経障害を牛車腎気丸（ごしゃじんきがん）が予防する、などです。西洋薬は攻撃的、対症療法的なものが多く、漢方薬は生体の側で不足しているものを補い、体質改善的、原因療法的であると言われ、両者の役割は異なるものですから、両者を併用することにより、よりよい医療を行うことが出来る、ということが出来ます。

グレープフルーツが薬物療法では悪者に

ところが、薬物相互作用が否定的な印象になってしまったのは、91年、カルシウム拮抗薬のフェロジピンをグレープフルーツジュースと一緒に飲むことで、フェロジピンの血中濃度が有意に増加し、血圧が下がりすぎてしまった、という発表からです。このような相互作用を、薬物動態学的相互作用と呼び、この場合はグレープフルーツジュース自体は単なる嗜好品でからだに対して作用していませんから、医師・薬剤師からは西洋薬による治療を妨害するもの、となってしまいます。そのため、このような医薬品を患者に投薬するときには、薬剤師はグレープフルーツジュースを飲まないように服薬指導することになります。

グレープフルーツも漢方薬も、もともとは植物ですから、この発表がなされた直後は、漢方薬にもグレープフルーツジュースと同じ化合物が含まれているかもしれないから、という理由で、西洋薬との併用を回避する傾向がありました。当時、その原因とされた化合物は、前回にも少しだけ登場したフラボノイド配糖体であるナリンジンでした。その理由は、試験管内でのヒト肝臓由来の酵素を使ったフェロジピンの分解実験で、それをナリンジンが阻害することが知られていたからです。ナリンジンは同じ柑橘系果物を基原とする陳皮（チンピ）や枳実（キジツ）にも含まれていますので、それらが配合される漢方薬でも同様の相互作用が起こることが懸念されたのです。

その後、93年に発表されたヒトでの試験で、グレープフルーツジュースに含まれる量のナリンジンではフェロジピンの血中濃度は上昇しないことが明らかになり、97年に最終的に原因成分として6、7-ジヒドロキシベルガモチンなど数種類のフラノクマリン類に属する化合物が特定されました。フラノクマリン類のグレープフルーツジュース中の含量はナリンジンと比べて少ないものの、ナリンジンの500倍以上強い薬物代謝酵素CYP3A4阻害作用がありました。このことから、ナリンジンは薬物代謝酵素阻害作用による薬物相互作用では「シロ」となったのですが、一度貼られたレッテルはなかなか回復されていません。14年においても、「カルシウム拮抗薬は柑橘類により影響を受けるものがあるが、漢方薬の中には陳皮、橘皮などの柑橘類が含まれているので、併用時には降圧効果の減弱がないかどうかをモニターする必要がある」という記載のある、ほとんどの薬局で使用されるような有名な書籍があります。フラノクマリン類は、漢方薬の中では一部の生薬にごくわずかに含まれるだけですので、漢方薬による薬物代謝酵素を介する薬物相互作用は、ほとんど起こらないと考えられます。

注意するべき漢方薬と西洋薬間の相互作用

実際に起こりうる両者の相互作用で最も重篤な結果が起こる可能性があるのは、両者の副作用が重複するという薬理学的な相互作用になります。96年に問題となった、当時慢性肝炎に対して乱用された小柴胡湯による間質性肺炎という副作用は、同じく慢性肝炎に適応をもつインターフェロン製剤の副作用と重なるために、両者の併用は禁忌となっています。また、多くの漢方薬に配合される甘草には、低カリウム血症、高ナトリウム血症、浮腫、血圧上昇といった症状が特徴となる偽アルドステロン症という副作用がありますが、この副作用はループ利尿薬やチアジド系利尿薬と重なりますので、高血圧症の治療で利尿薬を使用している場合は、漢方薬との併用には、処方を構成する生薬をよく確認して、甘草とは併用されないように注意しなければなりません。

その他は、石膏という硫酸カルシウムを主成分とする生薬を含む漢方薬が、テトラサイクリン系抗生物質の消化管吸収を有意に低下させる、という臨床研究があります。これは、牛乳と抗生物質の併用と同じメカニズムで、カルシウムがテトラサイクリンとキレートを作って分子量が大きくなるために、吸収されにくい化学構造になるためです。同様のケースは、ニューキノロン系抗生物質でも起こりうると思われます。

西洋医学のカゼ薬と葛根湯との併用はアリ？

筆者が気になる漢方薬と西洋薬間の薬物相互作用の一つに、解熱鎮痛薬を含む総合感冒薬と、葛根湯など感冒に繁用される漢方薬との併用です。一般用医薬品には、そのような合剤も市販されています。葛根湯は、「辛温解表」という薬能を持ち、第8話で登場した風寒襲表(ふうかんしゅうひょう)という風邪(ふうじゃ)、寒邪(かんじゃ)が体表部を襲撃することにより悪寒、発熱している状態を、体温をさらに上げて汗をかかせることにより、風邪、寒邪を外に追い出す、という薬剤で、実際に葛根湯に配合されている麻黄という生薬には、実験薬理学的にも体温上昇作用があります。すなわち、葛根湯というのは、西洋医学的には、発熱が不十分でウイルスと闘うだけの免疫力が不足している状態に対して、体温をさらに上げて免疫力を高めることでカゼの原因であるウイルスを駆逐する、と考えられます。従って、解熱薬と併用するのは、葛根湯の作用を打ち消してしまうのではないか、と筆者は感じていますが、本当のところはどうでしょうか？

第12話 なぜ、漢方薬は食前投与とされているのか？

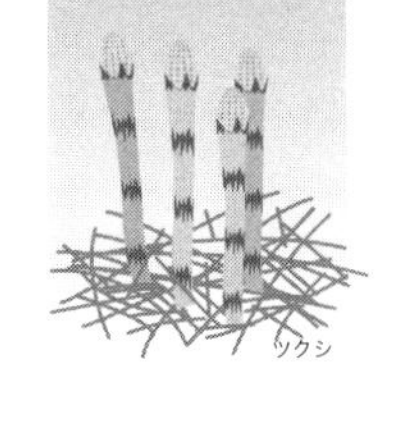

生薬・漢方薬に含まれる成分の消化管吸収についての話題が続いていますので、その関連で、多くの医薬品を経口的に摂取するときには食後投与となっているのに、なぜ漢方製剤の服用方法が食前または食間投与になっているのかを考えてみましょう。

なぜ、多くの医薬品が食後投与となっているのでしょうか？　食後というのは、飲食物が消化管に多く存在している中に医薬品となる成分がそれに加わるため、医薬品成分の消化管吸収は食事により希釈される分だけ遅くなり、その効果も弱くなると考えられます。それは薬物療法にとっては不利益になると考えられますが、逆に空腹時投与で起こりうる有害事象、例えば、錠剤が胃粘膜に付着して濃い濃度の医薬品成分によって粘膜が障害されることを防げる、という利点もあります。漢方薬は単一の化合物ではなく、主に植物に含まれる無数の水溶性化合物が含まれていますので、空腹時投与で見られる胃腸障害は起こりにくく、食前投与で有効成分の速やかな吸収をねらうことは、合理的と考えられます。

ところで、多くの医薬品が食後投与となっている本当の理由は、飲み忘れを防ぐためだったりします。医薬品の食前または食間投与というのは、この飲み忘れという事象をたいへん起こしやすく、患者さんが医薬品を飲んでくれなければ薬物療法は始まりません。また、医薬品の食後投与は、確かに食前投与と比較して吸収過程が緩やかになりますが、全体としての消化管からの吸収量には差がないことのほうが多いです。以上の理由から、多くの医薬品が食後投与となっているのですから、添付文書にある適応上、食前または食間投与となっている漢方薬についても、飲み忘れを起こしてしまうくらいなら食後投与でもかまわないのではないか、ということが出来ます。事実、日本調剤が13年3月の日本薬学会（横浜）で発表した内容によれば、医療用漢方エキス製剤が処方された処方せんのうちの27％が食後投与とされていたそうです（本当は適応外なのでレセプト審査で指摘される可能性がある）、中国で使用されている中成薬（日本での漢方薬に相当するもの）の多くは食後投与となっています。

古典から見た食前投与の根拠

それでは、中国では食後投与となっているのに、日本ではどうして漢方薬が食前又は食間投与とされているのでしょうか？　日本の漢方医学におけるバイブルとされ、３世紀頃に張仲景によりまとめられたとされる『傷寒雑病論』には、約２００種類の処方が収載されていますが、その中で食前または食後に服用するように指示されているのは、桂枝茯苓丸の「毎日食前服一丸」と、その他7処方に「先食飲丸」または「先食飲方」という表現があるだけです。この「先食」という表現は、「先に食事をしてから薬を服用する」のか、それとも「先ず食事をしてから薬を服用する」のかがあいまいで、漢方の古典を研究している研究者の中でも意見が別れています。しかし、いずれしても『傷寒雑病論』においてたった8処方のみしか食前または食後の服用の指示がないということから、薬物を服用するときに、食前、食後の区別は特に重要とされていなかったようです。

より後代の古典によると、5世紀頃の『神農本草経集注』では、「病が胸膈よりも上にある者は先ず食してから後で服薬し、病が心腹よりも下にある者は先ず薬を服してから後で食す」という記載があり、10世紀ごろにまとめられた日本最古の医学書とされている『医心方』では、「病を治すための薬を服するには、食前をもってこれを服す。養性のための薬は食後をもってこれを服す。」とあります。つまり、患者の病態や薬の効かせかたによって、食前と食後を使い分けていたことになります。

ところが、41年に出版され、日本の漢方医学に大きな影響を与えた『漢方診療の実際』（大塚敬節、矢数道明、木村長久、清水藤太郎著、南山堂）では、「1日3回に分け食前1時間に温服する」と明示されていて、この記述が現代においてすべての漢方製剤が食前または食間投与となっている理由となっています。しかし、以上述べてきたように、この記述には漢方の古典からすれば根拠がないと言えます。

科学的に見た食前投与の根拠

それでは、食前投与となっていることに、何か科学的な理由はあるのでしょうか？　漢方薬の服薬指導についての少し古い教科書には、「漢方薬の有効成分である配糖体は、大腸に生息する腸内細菌によって加水分解された後に、アグリコンとなってから吸収されることから、空腹時に投与することで速やかに漢方薬中の成分を大腸へ運ぶことが必要なので、食前又は食間投与がよい」と記載されているものがあります。漢方薬に含まれる配糖体が有効成分であるとは限らないのですが、それはともかく、第10話で述べましたように、最近の研究では配糖体はそのままの分子形態でも吸収されたり、腸内細菌でなくてももともとヒトが持っている消化酵素によっても配糖体が加水分解されることが明らかになってきていますので、この記述は誤りです。

ところで、それら配糖体がそのままの分子形態で吸収されるならば、水溶性の高い糖部の構造から単純に細胞膜を透過することは困難ですので、消化管に多く発現して食事由来のデンプンが消化されて生じるグルコースを吸収しているグルコーストランスポーターによって吸収されると考えられます。また、漢方薬に含まれ、多くの生理活性を持つアルカロイドと呼ばれる化合物は、もともと植物体内ではアミノ酸から生合成されることから、同じようにタンパク質の消化産物であるアミノ酸の吸収を担っているアミノ酸トランスポーターによって消化管から吸収されるのかもしれません。もし、そのようなことが本当に起こるならば、確かに食後投与で漢方薬を服用すれば、食事由来の栄養素と消化管吸収の段階で競合しますので、漢方薬の成分の吸収効率は低下してしまう可能性が考えられます。

しかし、栄養素の吸収を担っているトランスポーターは、生命活動において必須の役割を果たしていますので、その消化管上皮細胞における発現量は膨大です。事実、セフェム系抗生物質などは、消化管上皮細胞に発現しているペプチドトランスポーターを介して消化管から吸収されることが明らかになっていますが、食後投与とすることで消化管吸収が緩やかにはなるものの、吸収量が低下することはありません。このことから、この仮説も実際には起こりにくいと推測されます。

結局、漢方薬の食前投与に根拠はない

以上のことから、古典においても科学的に考えても、漢方薬を食前または食間投与とする根拠はないということが出来ると思います。従って、漢方薬の服用指示を食前とすることで飲み忘れが多くなるようなら、食後に飲むように服薬指導しても何も問題がないと考えられます。ただ、処方せんに「食後」と堂々と記載することは、保険診療上では適応外使用となってしま

いますので、その点だけはご注意下さい。

第13話 漢方薬による副作用①

間質性肺炎と薬物性肝障害

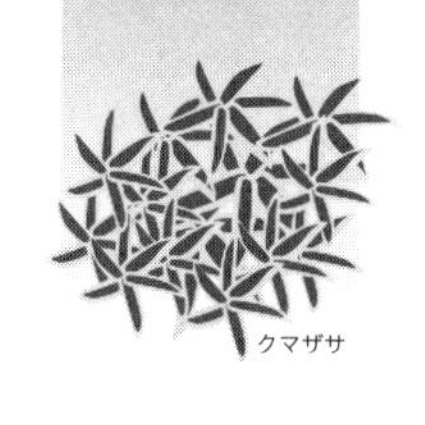
クマザサ

　これから漢方薬の医薬品情報において重要となる副作用に関する話題をまとめていきます。古来から、漢方医学には副作用という概念はなく、漢方薬によって何らかの有害作用は、漢方医学における診断である「証」を間違えたことのよる誤治、すなわち、誤った診断によって起こるものであって、「証」さえ間違えなければ有害作用は起こらない、とされてきました。また、漢方薬が有効性を示すときは、薬物を服用してから疾患が完治するまでの間に一過的に症状が悪化する「瞑眩（めんげん）」と呼ばれる現象が起こることがあり、「瞑眩を起こさないようでは病気は治らない」と言う医師もいたくらいで、薬物の有害作用が起こっているのに「好転反応」だと称してそのままの治療が続行されるケースもあったほどです。この言い訳は、現在では健康食品の販売方法で問題となっており、国民生活センターへの苦情も多く寄せられています。現代医学の立場では薬物による「瞑眩」はとうてい受け入れられず、薬物の有害作用が現れたときにはすぐに対応しなければなりません。

　もともと医師や薬剤師などの専門家は、もともと医薬品の主作用（効果）が最大で、副作用が最小限になるように薬物を選択することが当然です。それにもかかわらず、医薬品による有害事象が起こることがあるわけですから、既知の副作用についてはあらかじめ知っておく必要があります。

小柴胡湯事件

漢方薬に副作用があることが明るみに出たのは、96年3月にマスコミに報道された小柴胡湯事件でしょう。当時は、インターフェロン製剤くらいしか治療法がなかった慢性肝炎に対して小柴胡湯にそれなりの有効性が認められ、一方で漢方薬には副作用はないという「安全神話」があったことから、漢方医学の知識がない多くの医師から小柴胡湯が乱用され、間質性肺炎による死亡例を出してしまいました。この間質性肺炎の発症頻度は、インターフェロン製剤が10万人に182人に比べ、小柴胡湯では4人ですから、小柴胡湯は医薬品の中では安全性の高いほうに入るのですが、その安全神話があったがためにマスコミがセンセーショナルに取り上げてしまい、漢方製剤の市場が一気に縮小してしまいました。

この時、多くの漢方医が、「証」に従って漢方薬を使用していないから発症したのだ、と漢方薬を擁護する立場を取りました。しかし、間質性肺炎の発症機序はアレルギーのような特異体質が原因であると考えられているので、「証」を正しく診断していたとしても副作用の発症をゼロにすることは出来ないと推定されます。

小柴胡湯はこの副作用のイメージが強くなってしまったため、小柴胡湯を使用しない医師、薬剤師が現在では多くなってきているのですが、この副作用の発症頻度は他の多くの医薬品に比べてはるかに低いのですから、副作用の予防に努めて早期発見、速やかに対応できれば何ら問題となる副作用ではなく、有効な医薬品なのにいたずらに使用を避けるのはかえって問題であるように思います。現在では、小柴胡湯以外にも補中益気湯（ほちゅうえっきとう）、牛車腎気丸（ごしゃじんきがん）、抑肝散（よくかんさん）など、漢方処方29種に間質性肺炎発症の報告がなされ、漢方薬を使用するときの間質性肺炎発症は注意するべき副作用には違いありませんので、安全神話なく他の西洋薬と同様の注意がなされていればよいでしょう。

薬物性肝障害

漢方薬による薬物性肝障害は、アセトアミノフェンのような中毒性によるものではなく、過敏性反応によるアレルギー性肝障害と考えられています。従って、いくら漢方医学的に「証」を正しく診断したとしても、薬物性肝障害についても一定の割合で発症してしまうことになると思います。現在では、小柴胡湯だけでなく補中益気湯や抑肝散など43処方に薬物性肝障害発症の報告がなされています。その中には、医療用漢方製剤では売上げ上位10位以内に入っている処方はすべて含まれていますので、使用頻度の高い漢方製剤においてほぼ一定の確率で発症しているような状態です。

漢方処方は複数の生薬を含みますので、薬剤疫学を用いた解析方法により、副作用を発症した処方を構成する生薬をパズルのようにバラバラにして、間質性肺炎や薬物性肝障害を起こす原因と考えられる生薬を推定することが出来ます。その結果、黄芩（オウゴン）という生薬が原因生薬という疑いがかけられています。実際に、複数の医療施設において、肝障害を発症した患者には黄芩含有漢方処方が投薬されていたり、黄芩を含む漢方処方を使用してＡＬＴ、γ－ＧＴＰが上昇した患者において黄芩を処方から抜くことで肝機能が回復した例などが報告されています。しかし、その発症メカニズムについてはまったく明らかになっておらず、黄芩に多量に含まれているバイカリンという成分がアルブミンと結合してハプテンとなり感作が成立してしまうなどの機序が推測されていますが、あくまで推測に過ぎません。間質性肺炎や薬物性肝障害を発症した副作用報告では、黄芩を含まない漢方処方にも報告されていますので、現在のところ、この副作用の原因となる生薬は分かっていないと言わざるを得ません。

実は、黄芩の基原植物であるシソ科コガネバナは、第3話で述べた食薬区分では、薬用部位である根のみが医薬品で、茎や葉などの地上部が食品に分類されています。つまり、地上部は誰でも自由に販売できる健康食品としても販売してもよい、ということになります。その理由は、強い抗炎症作用があり黄芩の有効成分のひとつと考えられている一方で、副作用の原因

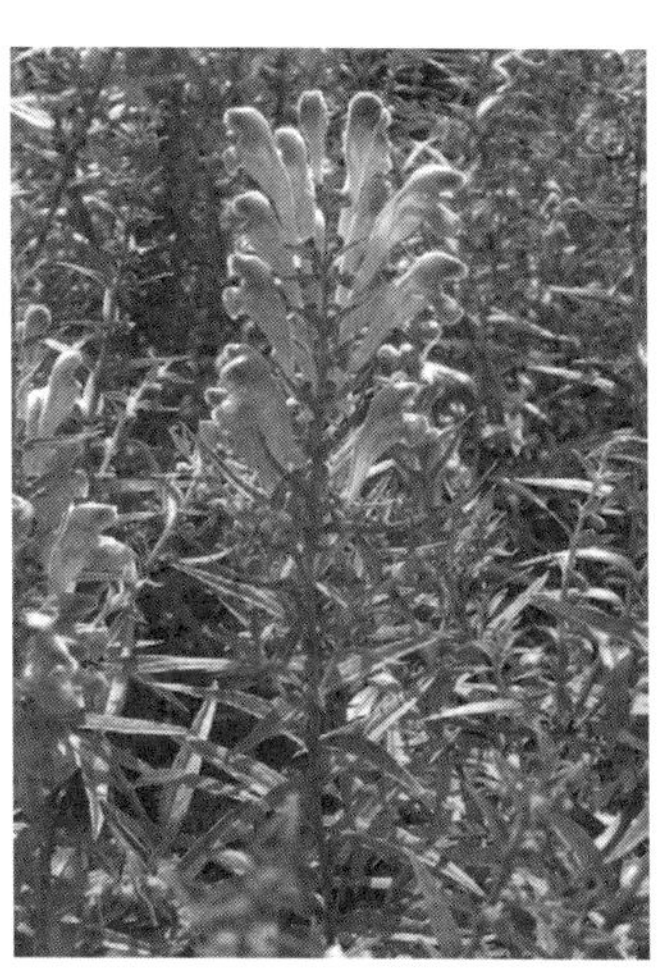
コガネバナ

とも疑われているバイカリンが、コガネバナの地上部には含まれていないので、有効性も副作用も期待できないから、と考えられています。一方、コガネバナと同じシソ科の同属植物で、欧米で葉をハーブティーの原料として使用されているスカルキャップという植物がありますが、こちらには地上部にも根にもバイカリンを含んでいます。ハーブティーですのでそれほど多量には使用されませんが、わずかなバイカリンが飲料の中に含まれてきます。スカルキャップはヒトで肝障害を起こしたことが報告されていましたが、その原因は肝毒性のあるゲルマンダーがスカルキャップ製品に誤って混入していたからである、と言われてきました。ところが、ゲルマンダーに含まれる強い肝毒性をもつジテルペノイドに属する化合物と化学構造が近い化合物がスカルキャップにも含まれていて、マウスでの実験で弱いながらも肝障害が発症したことが報告されています芩黄　にこのジテルペイドが含まれているという報告はまだありませんが、関連性があるかもしれません。

海外からの情報には異物にも注意

日本で正規のルートで販売されている漢方製剤などの医薬品についてはまったく問題ありませんが、海外で流通する健康食品にはまれに重金属などに汚染されていることがあり、それによる肝障害、腎障害が報告されています。このような健康食品は、日本でもインターネットによる個人輸入などで流通する可能性があります。このようなケースは漢方薬による副作用とは言えませんが、スカルキャップへのゲルマンダーの混入の事例のように、海外からもたらされる生薬の副作用報告には、異物によって健康被害が発症しているのにもかかわらず、あたかも商品のラベルに記載されている生薬によって被害が起こったように報告されることがあります。第9話で述べたような漢方薬に関する医薬品情報の目利きは、副作用についても同様です。

第14話 漢方薬による副作用② アリストロキア腎症

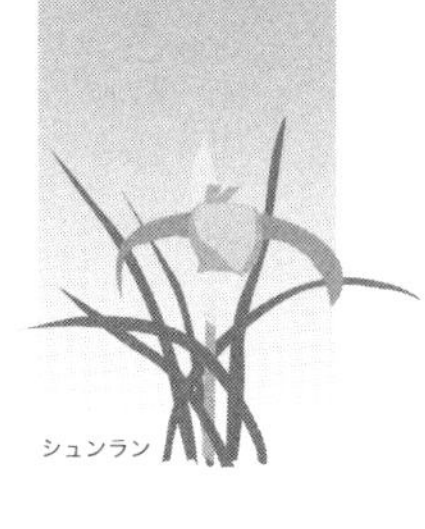

漢方薬の副作用に関する医薬品情報で目利きが必要となったケースに、アリストロキア酸腎症の事例があります。今では教科書にも載っているくらいの事例ですが、発表された当時はたいへんな混乱がもたらされました。

アリストロキア腎症は93年2月に、ベルギーの医師 Vanherweghem らによって初めて報告されました。ベルギーの診療所でやせ薬として生薬から成る処方を飲んでいた複数の女性で末期腎不全が発症しました。その健康被害はやせ薬の処方を変更してから発症するようになったことから、新たに変更された生薬として防已（ボウイ）と厚朴（コウボク）が疑われました。この疑われた生薬について実際の処方を分析したところ、厚朴の指標成分であるマグノロールとホノキオールは検出したものの、防已に特徴的な成分のテトランドリンが検出できなかったことから，防已の代わりに何か異物が含まれていたことが推定され、そこからアリストロキア酸という化合物が検出されました。アリストロキア酸は、南ヨーロッパのバルカン地方で知られる風土病であるバルカン腎症の原因となるウマノスズクサ科植物に含まれる腎毒性物質です。アリストロキア酸は、

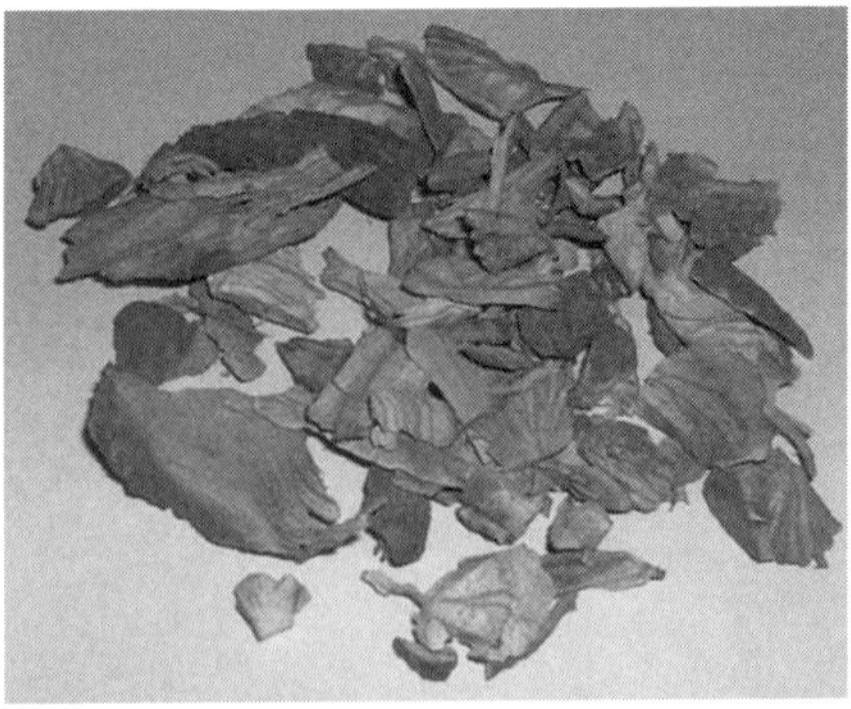

広防已／ウマノスズクサ科　*Aristlochia fangchi*の茎

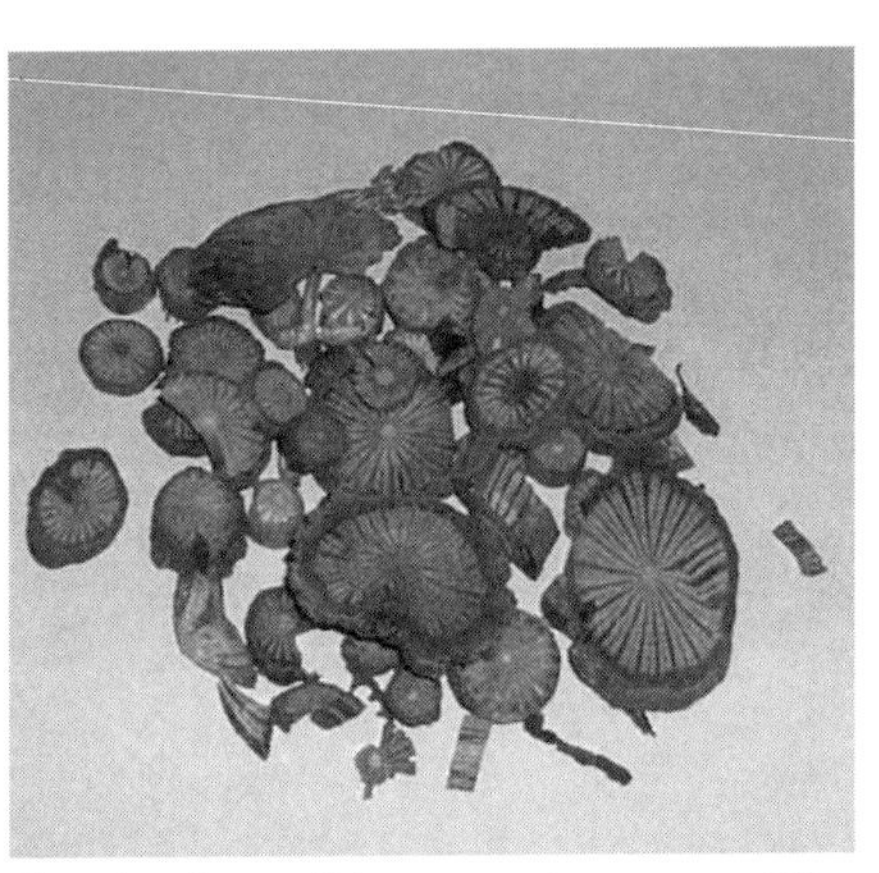

防已／ツヅラフジ科　*Sinomenium acutum*の茎

ウマノスズクサ科植物を基原とする広防已（コウボウイ）というよく似た名前の別の生薬（防已は日本薬局方ではツヅラフジ科のオオツヅラフジの茎と定義されている）にも含まれていますので、広防已と防已を混同した可能性が推定されました。

日本では、93年に防已黄耆湯を服用した男性で初めて報告されました。当時はまだアリストロキア酸は日本では知られていなかったため、原因は不明なままでした。その後、95年から96年にかけて、関西地方において次々と漢方薬による腎障害の症例が報告されるようになりました。このうち2例は当帰四逆加呉茱萸生姜湯(とうきしぎゃくかごしゅゆしょうきょうとう)を服用していた患者で発症し、服用を中止したところで症状が改善したことから，それが原因であることが推測されていました。そして、97年にその当帰四逆加呉茱萸生姜湯からアリストロキア酸を検出したという報告がなされました。防已黄耆湯には名前のとおり防已を含みますので、防已を間違えて広防已を使用した可能性が推定されましたが、当帰四逆加呉茱萸生姜湯にはアリストロキア酸を含む生薬は配合されていません。

当帰四逆加呉茱萸生姜湯の構成生薬のひとつに木通(モクツウ)という生薬があり、日本薬局方ではアケビ科アケビの茎と規定されています。この木通とよく似た名前の生薬で、ウマノスズクサ科植物を基原とする関木通(カンモクツウ)という生薬があり、この生薬にはアリストロキア酸が含まれています。その腎障害を起こした当帰四逆加呉茱萸生姜湯は、生薬・漢方メーカーではなく、Kという商社が中国で製造された製剤を日本へ輸入して販売していたものでしたが、その添付文書を見てみると、構成生薬のうち木通だけが日本薬局方外であると書かれていました。

この腎障害の副作用の報告をした医師は、漢方製剤がメーカー間で処方構成や品質が異なるという認識はなかったようで、添付文書を見ればその製剤が局方外の生薬を使用した粗悪なもの（実際に薬価も同処方で最も安かった）であることが分かるのに、報告の中にメーカー名を記載していませんでした。それによって、同処方を製造販売しているすべてのメーカーの製剤が危険であるような印象を与えてしまい、いたずらに医療現場を混乱させるようなことになったのです。

その後、厚生労働省は00年７月に「医薬品・医療用具等安全性情報」の中でアリストロキア酸を含有する可能性のある生薬の取扱いに関する注意喚起を行い、02年の第十四改正日本薬局方第一追補において、類似名などによりウマノスズクサ科植物と混同する可能性のある３種の生薬について純度試験でアリストロキア酸を含まないように規定、また地上部にアリストロキア酸を含むウマノスズクサ科ウスバサイシンまたはケイリンサイシンの根を基原とする細辛（サイシン）については、純度試験で地上部を含まないことと同じくアリストロキア酸を含まないことが規定されるようになりました。当時でも日本薬局方適合品を使用する限りは問題は起こらなかったはずですが、その規制がより強く行われるようになりました。

しかし、日本薬局方で規定しているのはあくまで医薬品の品質であって、食薬区分上で食品に分類されるものについてはその限りではありません。この食薬区分の線引きも実はけっこういい加減で、アリストロキア酸を含むウスバサイシンの地上部は、07年３月まで「食品」に分類されていました（第3話）。すなわち、健康食品としてアリストロキア酸を含むウスバサイシンの地上部が市販されていても、医薬品的な効能効果を標ぼうしない限りは取り締まることが出来ない状況になっていました。98年にはアリストロキア酸含有植物を含んだ健康食品による腎障害の事例が報告されていますので、07年まで食薬区分を放置したのは行政の不手際と思います。

ある意味で「薬害」

いっぽうK社は、その漢方製剤が製造物責任法（ＰＬ法）で定めた製造物の欠陥に当たるとして腎障害を発症した患者から損害賠償を訴えられ、04年に和解し、現在では漢方製剤の輸入販売を取りやめています。それまでのサリドマイドやスモンなどの薬害裁判では、販売会社だけでなく厚生労働省も訴えられて賠償責任を負っているのですが、この事例では該当漢方製剤を医薬品としてK社が販売することを承認した厚生労働省の責任は問われませんでした。

これまで何度も述べているように、漢方エキス製剤は各メーカー間で処方の構成や各生薬の分量、品質が異なっていて、処方名ではなくメーカー毎に医薬品情報を整理することが必要になります。西洋薬におけるジェネリックでは先発品と同等の品質が求められていますが、漢方製剤の場合はメーカーごとに医薬品を選択する必要がありますので、薬価が安いからという理由では採用してはいけません。また、漢方薬に関する医薬品情報を提供する際は、かならずメーカーを入れなければなりません。これまで述べてきているように、生薬・漢方製剤の品質を維持・管理するために大手の生薬・漢方メーカーは多大な努力を行ってきているのですが、すべてのメーカーがそれを行っているとは言えないところがありますので、信頼できるメーカーを選択することが必要です。

また、医療用漢方エキス製剤は、長年の経験をよりどころとして安全性や有効性を評価されないまま臨床試験なしに承認されました。その後のメーカーや大学研究者による努力により、漢方製剤のエビデンスと安全性の追求はまだまだ不十分ながらも行われてきたわけですが、少なくともK社の当帰四逆加呉茱萸生姜湯によるアリストロキア腎症の事例は承認時に安全性に関する評価だけでも行っていれば防げたケースと考えられ、そういう意味では薬害とも言えます。今後、このような事例を起こさないように努力していきたいものです。

第15話 漢方薬による副作用③

麻黄

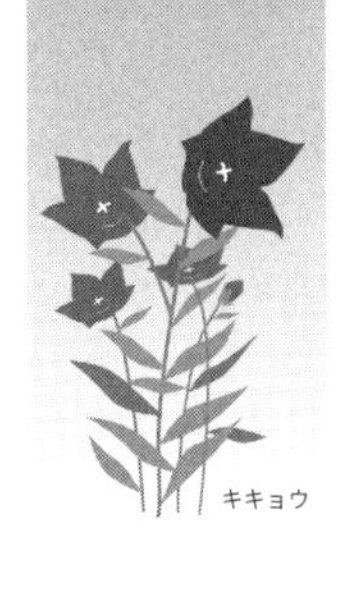

麻黄とは、マオウ科 *Ephedra* 属植物の地上茎を原料とする生薬で、日本薬局方ではシナマオウ *Ephedra sinica*、アイマオウ *E. intermedia*、キダチマオウ *E. equisetina* の3種の植物の地上茎と定義しています。漢方薬の原料としても重要で、葛根湯や麻黄湯などの風邪やインフルエンザに対して使用する処方、アレルギー性鼻炎によく使用する小青竜湯や、越婢加朮湯や薏苡仁湯など関節の痛みに使用する処方に配合されています。漢方薬学では辛温解表薬に分類され、表（体表部、手足、鼻口腔粘膜など）に侵入してきた風邪、寒邪、湿邪を汗とともに体外へ排出する作用をもつとされています。すなわち、表を温めることによって発汗させて、カゼの場合は熱を冷ます、鼻炎や関節痛の場合は患部に貯まった水（津液）を発散させる、という薬能になります。

この作用を西洋医学的に解釈すれば、マオウに含まれているエフェドリンという成分が、自律神経α、β両受容体に直接作用して交感神経を興奮させることにより、とくに褐色脂肪細胞のβ_3受容体に結合して熱産生を高めて体温を上昇させることで、体表部を温めて発汗を促す、と言えるかもしれません。

教科書における麻黄の副作用

生薬の麻黄は日本では通常の医薬品として流通していますが、その含有成分であるエフェドリンは日本では劇薬に指定されています。エフェドリンは重大な副作用としてそのβ受容体刺激作用による心室細動や心室頻拍などが知られており、その他、血圧上昇、QT間隔の延長などの副作用があります。また、大脳に対する直接作用による強い中枢興奮作用があり、振戦、不眠や食欲不振などの副作用も知られています。それらはそのまま生薬の麻黄にも適応でき、心疾患、高血圧、甲状腺機能亢進症、緑内障、前立腺肥大症のある者に対しては、慎重な投与が求められますし、モノアミン酸化酵素阻害剤や甲状腺製剤と麻黄を含む漢方薬との併用は禁忌となります。

また、エフェドリンは国際オリンピック委員会の指定する禁止薬物リストにも登録され、ドーピングの検査対象となっているため（第21話）、スポーツ選手に麻黄を含む漢方薬を処方するときにも注意が必要になります。実際のオリンピックでも、エフェドリンが含まれていることを知らないでカゼ薬を服用した選手が金メダルを剥奪されたことがありました。

日本では麻黄は医師、薬剤師の管理下で使用される医薬品として分類されているため、大きな問題にはならなかったのですが、アメリカでは麻黄（エフェドラ）が痩せるための食品として使用され、その副作用が問題となっていました。アメリカでは麻黄の副作用である体温上昇、血圧上昇、食欲不振を逆手にとったダイエット用の健康食品が80年代ごろから市販されました。アメリカの食薬区分では、麻黄は食品に分類されていたため、誰でも自由に購入、使用できる状態でした。実際にエフェドリンは脂質代謝を亢進させることにより体温を上昇させるので、ダイエットには有用な食品になります。その結果、痩身効果の高い機能性食品としての麻黄の利用が流行し、多くの健康食品会社が麻黄を含む「食品」を販売し、10億ドルもの大きな市場を形成していました。

その一方で、麻黄には前述したような副作用があるため、ただでさえ心臓に負担がかかっているような肥満の人にも、さらに心臓にムチを打って心拍数を増加させて基礎代謝を強引に高めるため、心臓発作などによる死亡例が出るようになりました。90年代後半ごろから、アメリカ食品医薬品局（ＦＤＡ）は麻黄の副作用に対する問題意識を持つようになり、警告ラベルを商品に貼ったり使用量を制限するなどを勧告しようとしましたが、大きな市場規模のために健康食品業界からの抵抗も大きく、なかなか規制ができない状態が続きました。その後、03年に有名な大リーガーがキャンプ中に突然死し、検死の結果、麻黄を大量に摂取していたことが原因だったことがマスコミで大きく報道されました。それを契機にアメリカ国内の世論が動き、03年12月30日、ＦＤＡは鍼灸師（※）が処方するときを除き、麻黄を健康食品として販売することを禁止する勧告を出しました。

その後、アメリカ国内では麻黄を含む健康食品を見かけることはなくなりましたが、ＦＤＡの勧告には例外規定があるにもかかわらず、漢方製剤にも麻黄を配合することが事実上できなくなってしまいました。日本では麻黄を医薬品として正しく管理して有効に利用してきたのに、アメリカでは誤った使い方による副作用のために正しい使い方をする麻黄まで規制されるようになってしまったのは非常に残念です。

覚せい剤原料としてのエフェドリン

前述した通り、麻黄に含まれるエフェドリンには中枢興奮作用があります。これを逆手に取ると、眠気防止としての利用が可能になります。その結果、例えば受験生が麻黄が配合された漢方薬を眠気覚ましとして利用し、依存症になってしまうようなケースがあります。麻黄のこのような使い方は当然誤っているので、医薬品を販売する際に登録販売者や薬剤師は注意をしなければならないのですが、麻黄はカゼやインフルエンザに使用する漢方薬に配合されているので、受験シーズンの寒い時期にカゼの予防薬として購入を希望されると、薬物乱用との区別が難しくなります。麻黄が配合されたカゼに対する漢方薬は短期間しか使用しないもので、慢性的なカゼやカゼの予防なら麻黄を含まない別の漢方薬を勧めるべきになります。麻黄を含む

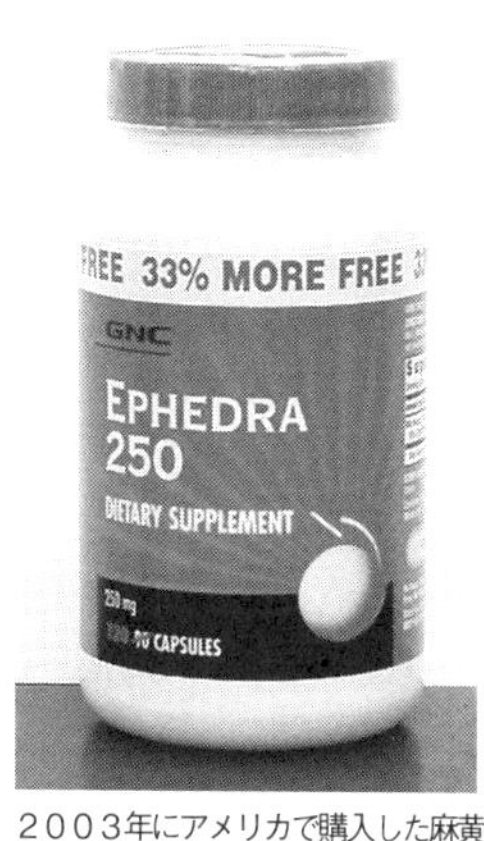

2003年にアメリカで購入した麻黄が配合された健康食品

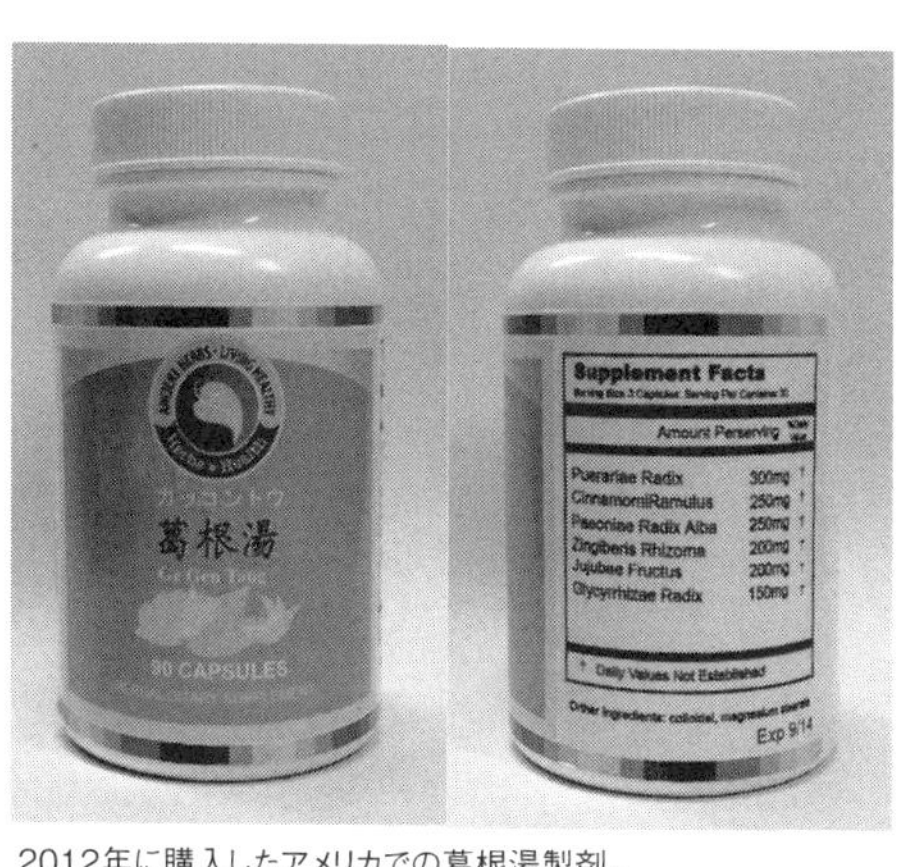

2012年に購入したアメリカでの葛根湯製剤。麻黄が配合されていない。

漢方薬を大量に販売することは決して許されません。

実は、エフェドリンを10%よりも多く含むものは、覚せい剤取締法により覚せい剤原料として取り扱われます。麻黄や市販されているエフェドリン10倍散はその規制を受けませんが、覚せい剤原料取扱者の資格がない者が麻黄からエフェドリンを単離したり、医薬品からエフェドリンを濃縮すると違法になります。エフェドリンから覚せい剤であるアンフェタミンやメタンフェタミンは有機合成化学の知識があれば比較的簡単に合成できてしまいます。実際に10年には、神奈川県で一般用医薬品に配合されていたエフェドリンから覚せい剤を密造しようとした疑いで逮捕者が出ています。

14年、大部分の一般用医薬品のインターネット販売が解禁され、麻黄を含むものもネット上で流通するようになりました。ネット販売により利便性は確かによくなりますが、このような誤った医薬品の使用法でもネットで簡単に入手できます。安易なネット販売解禁もいかがなものかと思います。

※アメリカの鍼灸師（Licensed Acupuncturist）は、日本の鍼灸師とは異なり、中国伝統医学の一部としての鍼灸理論だけでなく生薬の使い方も学んでいる。大部分の生薬が「食品」に区分され誰でも販売することが可能なため、アメリカでは鍼灸師が日本における漢方相談薬局を開業している。

第16話 漢方薬による副作用④ 偽アルドステロン症

カンゾウ

漢方薬による副作用で最も発症頻度の高いものは胃もたれなどの胃腸障害ですが、その次に頻度の高いものが、偽アルドステロン症です。1日当たり2.5gの甘草を含む漢方薬を服用するときには、必ずこの副作用の発症に注意しなければなりません。甘草は医療用漢方エキス製剤の7割以上に配合されている生薬ですので、複数の漢方製剤を併用すればすぐに2.5gという量はオーバーしてしまいます。例外的に1日当たり5g以上の甘草が配合されている芍薬甘草湯などの漢方処方がありますが、あくまで頓服で使用するもので、漫然と使用する処方ではありません。

偽アルドステロン症の発症には個体差がある

甘草による偽アルドステロン症発症メカニズムは、甘草の主要成分であるグリチルリチン酸（GL）が、腎臓の尿細管上皮細胞でコルチゾールを分解している酵素、2型11βヒドロキシステロイド脱水素酵素（11β ＨＳＤ-2）を阻害した結果、過剰となったコルチゾールが鉱質コルチコイド受容体に結合して、尿細管上皮細胞における尿からのナトリウムの再吸収と尿へのカリウムの分泌を高めた結果、低カリウム血症が起こり、高血圧、浮腫、ミオパシー、代謝性アルカローシス，低レニン血症，ミオパチーによる筋肉痛やしびれなどの症状が現れる、とされています。

しかし、ＧＬはそのままの分子形態では吸収されず、腸内細菌により分子内の糖部が切断されたグリチルレチン酸（ＧＡ）が血液中に吸収されます。ＧＡはＧＬよりも強い11βＨＳＤ-2を阻害することから、このＧＡが甘草による偽アルドステロン症の原因物質であると考えられていました。

漢方薬を服用する患者さんの中には、長期にわたって漢方薬を服用しても偽アルドステロン症を全く発症しない人もいれば、少量の甘草を含む漢方薬を短期間服用しただけで発症してしまう人もいて、その発症は投与量と投与期間にある程度は依存すると考えられているものの、発症の背景に患者側の特異的な体質の要因があることも推測されています。高齢者の女性が発症しやすいとか、同じＧＬを含む注射剤では発症しにくいことから経口投与されたＧＬが原因であるとか、さまざまな説がありますが、根拠はあまりありません。

95年、偽アルドステロン症発症患者の血液中から、ＧＬの代謝物のひとつ、3-モノグルクロニルグリチルレチン酸（3ＭＧＡ）が検出され、3ＭＧＡはＧＡと同程度の11β

ＨＳＤ-2阻害活性を持つことが発表されました。このことから、血液中に３ＭＧＡを代謝物として現われるという個人の体質が、偽アルドステロン症の発症と関連していることが推測されました。

筆者は、ラットで肝線維症モデルを作製し、ＧＬを経口投与してその後の代謝物の血中濃度を測定したところ、肝線維症モデルでは性状動物と比較して血中のＧＬおよび３ＭＧＡ濃度の上昇が認められた一方、ＧＡの血漿中濃度推移には差が認められませんでした。それは尿でも同様で、肝線維症モデルラットでは尿中のＧＬと３ＭＧＡの排泄量も高値を示していましたが、ＧＡはモデルでも正常動物でも検出限界以下で、違いは認められませんでした。

この肝線維症モデルラットでは、肝臓において多くの薬物のグルクロン酸抱合体を胆汁中へ排泄するトランスポーターであるＭｒｐ２の発現が低下していました。そこで、Ｍｒｐ２欠損ラットに３ＭＧＡを静脈内投与すると、正常動物と比較して血中３ＭＧＡ濃度の増加と胆汁中排泄量の低下を認めました。

甘草に含まれるＧＬは、経口投与された後は腸内細菌によってＧＡに加水分解された後に消化管から吸収され、血中では主にＧＡとして存在します。ＧＡは、そのままの形では尿中へは排泄されません。血中ＧＡは、肝臓へ入ってグルクロン酸抱合化反応による代謝を受けて３ＭＧＡになり、Ｍｒｐ2を介して胆汁中へ排泄され、腸内で再び腸内細菌によってＧＡへ加水分解され、一部は再び吸収され、吸収されなかった分が糞便中へと排泄されます（図１）。

従って、肝機能が正常な状態では３ＭＧＡは血中には存在しないのですが、Ｍｒｐ2の機能低下により３ＭＧＡの胆汁排泄が抑制されると、３ＭＧＡが胆汁中へ排泄出来なくなり、肝臓から血中へ戻って尿中へ排泄されるようになります。これが、血中に３ＭＧＡが現れないヒトと現れるヒトとの違いと推測されます。

偽アルドステロン症発症と３ＭＧＡとの関係

ＧＡと３ＭＧＡは、同程度の11β ＨＳＤ-2阻害活性を持つので、３ＭＧＡが血中に現れるだけでは偽アルドステロン症を発症しやすくなるとは言えません。ここで注目されるのは、ＧＡは尿中にはいっさい検出されないのに対して、３ＭＧＡは尿中排泄される点です。

実は、３ＭＧＡもＧＡも、血中ではアルブミンに結合した状態で存在します。従って、糸球体ろ過によって排泄されません。それなのに３ＭＧＡが尿中に検出されるということは、３ＭＧＡは尿細管上皮細胞に発現しているトランスポーターに基質として認識されて尿細管分泌される一方で、ＧＡは基質として認識されないことが推測されます。実際に、３ＭＧＡは腎尿細管上皮細胞に発現し有機アニオン輸送ペプチドＯＡＴ1、ＯＡＴ3、ＯＡＴＰ4Ｃ1で輸送されますが、ＧＡは輸送されませんでした。11β-ＨＳＤ2は尿細管上皮細胞内に発現している酵素ですから、化合物が細胞内へ入れなければそれを阻害すること

図1

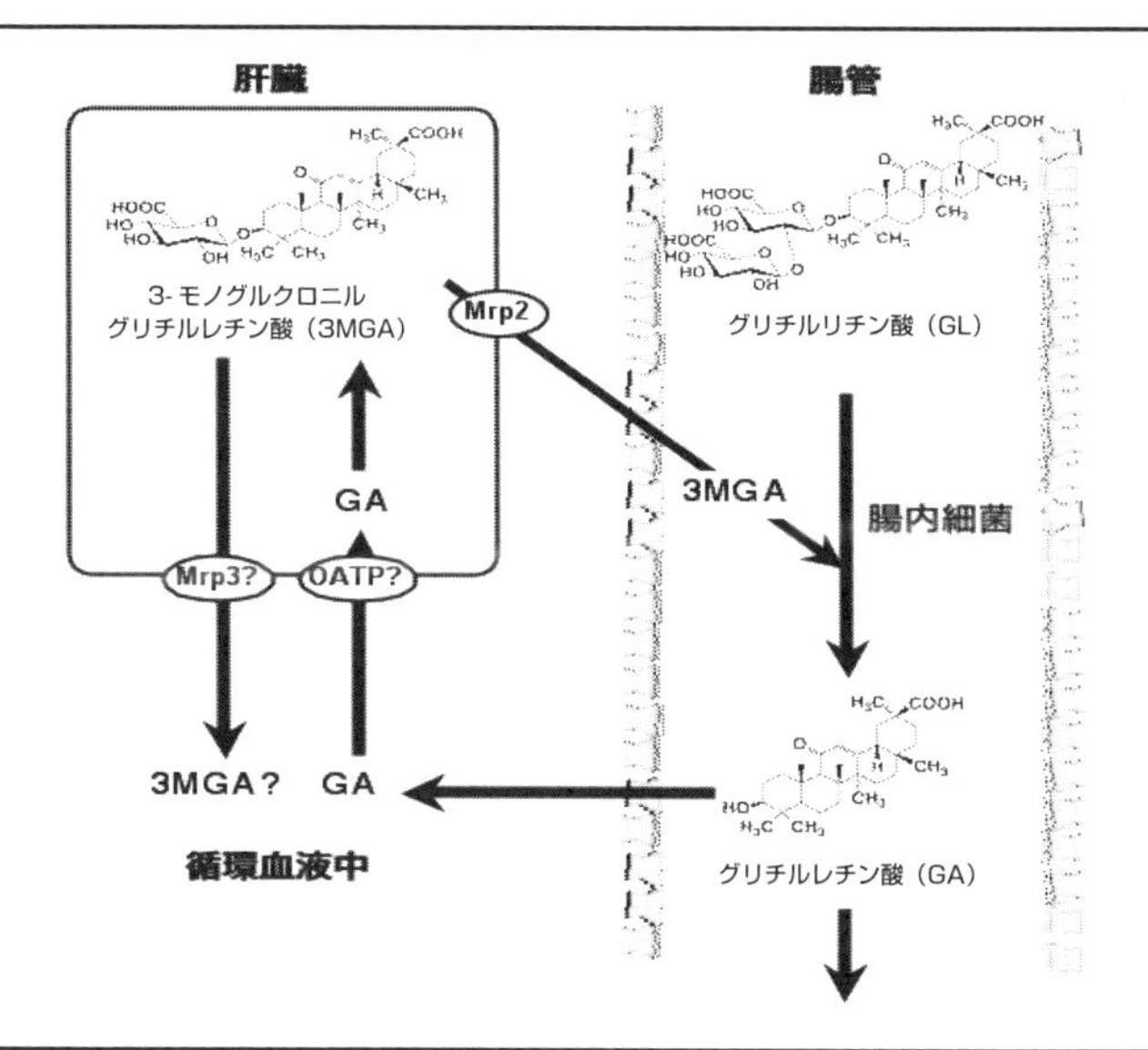
肝臓
腸管
3-モノグルクロニル
グリチルレチン酸（3MGA）
Mrp2
グリチルリチン酸（GL）
GA
3MGA
腸内細菌
Mrp3?
OATP?
3MGA?　GA
循環血液中
グリチルレチン酸（GA）

図2

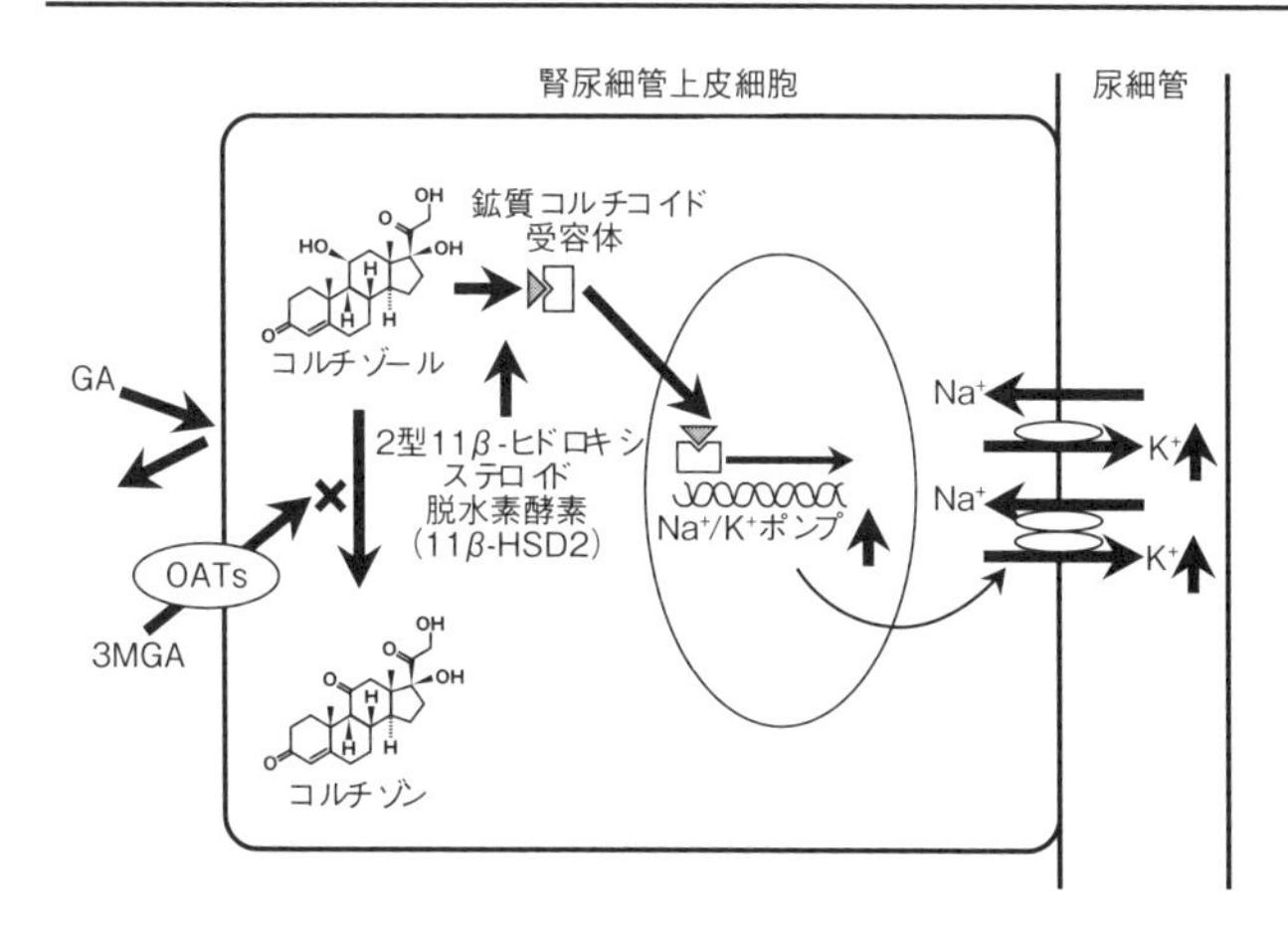
腎尿細管上皮細胞
尿細管
鉱質コルチコイド
受容体
コルチゾール
GA
2型11β-ヒドロキシ
ステロイド
脱水素酵素
（11β-HSD2）
OATs
3MGA
コルチゾン
Na⁺/K⁺ポンプ
Na⁺
K⁺
Na⁺
K⁺

は出来ません。つまり、試験管内の実験で同程度の11βＨＳＤ-２阻害活性を持っていても、ＧＡは生体内ではその酵素を阻害することができない、ということになります（図２）。

以上のことから、甘草を服用する時に偽アルドステロン症を起こしやすい体質であるか否かを、血中の３ＭＧＡの濃度の測定することで把握できるようになるかもしれません。

（参考：ファルマシア 47(5): 403-407, 2011）

第17話 漢方薬による副作用⑤
腸間膜静脈硬化症

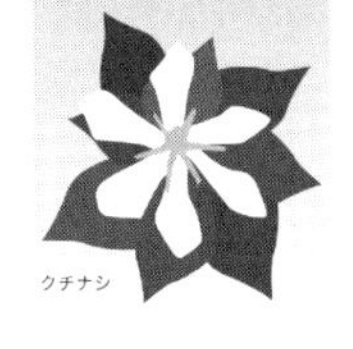
クチナシ

13年8月8日、黄連解毒湯（おうれんげどくとう）、加味逍遙散（かみしょうようさん）、辛夷清肺湯（しんせいはいとう）を含む漢方製剤の添付文書に、「重大な副作用」として、腸間膜静脈硬化症という疾患名が追加されました。この腸間膜静脈硬化症という疾患は、ここ数年に報告されはじめた新しいもので、その疾患に関する定義や、漢方製剤が本当に原因なのかどうかも明らかになっていない疑わしき段階なだけなのですが、安全性を確保するためにあえて追加されたようです。その内容は、「長期投与により、腸間膜静脈硬化症があらわれることがある。腹痛、下痢、便秘、腹部膨満等が繰り返しあらわれた場合、又は便潜血陽性になった場合には投与を中止し、CT、大腸内視鏡等の検査を実施するとともに、適切な処置を行うこと」です。

腸間膜静脈硬化症とは

筆者は臨床医ではありませんので、病気の内容については医師の受け売りしか出来ません。

内藤裕史先生が書かれた総説（日医誌、２０１３）を大幅に引用させていただきます。

腸間膜静脈硬化症とは、「腸間膜静脈の線維性肥厚・石灰化によって起こる虚血性の腸病変」で、３～10年の経過で慢性に進行する、病変は回盲部に始まり、上行結腸からS状結腸、直腸へと進むが、大腸内視鏡検査で大腸粘膜が暗青色、青銅色を呈する、その色調は直腸から下行結腸、横行結腸、上行結腸、回盲部へと口側に進むほど著しく、びらん・潰瘍などの病変もそれに応じて著しくなる、世界の症例報告中、数名の台湾人、香港人以外はすべて日本人、といった特徴を持つそうです。何でも、症例報告のあった２８４人の患者のうち、漢方薬の服用例が39人で、そのうち漢方薬名が明らかな33人中30人が山梔子を含む漢方薬であったとのこと。その多くは、漢方薬を5年以上、中には10年以上どころか28年にもわたって同じ漢方薬を連続して服用している症例もあり、おおむね漢方薬の服用の中止により症状が改善した、とのことです。

さて、この報告を読んでまず第一に驚いたこととして、10年以上も長期にわたって同じ漢方薬を服用し続ける、というのはどういうことなのでしょう？　漢方薬は医薬品ですから、いたずらに漫然と使い続ける、というのはいかがなものかと思います。医薬品というものは、必要なときだけに必要な分だけ使うものですので、そのような使い方はありえません。確かにそのような誤った使い方に対して啓蒙するためにも、重大な副作用としてあえて添付文書に載せるのは有効なのかもしれません。

次に思ったのは、症例報告にメーカー名など患者が使用していた「漢方薬」の由来の記載がないものが多く、第14話のアリストロキア腎症の時のような粗悪品を使っていた可能性などが否定されていないということです。症例報告の中には58歳の女性で「漢方薬」の服用期間が50年という、普通に考えればおかしな症例があり、内容を確認すると「10種類以上の中国由来のハーブ」を50年間摂取していたとのこと。日本人が普通に飲んでいる緑茶ですら欧米ではハーブティー扱いであるように、この症例報告からでは漢方薬が原因であるとはとても言うことは出来ません。

そのような症例報告も含めて、284人の患者のうち、「漢方薬」の服用例が39人とのことですので、ただでさえまれな疾患である腸間膜静脈硬化症の原因が漢方薬と言えるのかどうか。ただ、「漢方薬の服用中止で症状が改善した」という症例もあるので、その「漢方薬」が原因である可能性はあるわけなのですが。

山梔子（サンシシ）について

漢方薬が腸間膜静脈硬化症の原因であると主張している多くの症例報告や総説で、原因と推測されているのが山梔子という生薬です。その理由は、前述したとおり「漢方薬」が原因とされる患者が使用した処方の多くが山梔子を含む処方だったからです。

山梔子は、アカネ科クチナシ *Gardenia jasminoides* の果実を基原とする生薬です。クチナシと言えば、日本人にとっては身近な植物でもあり、園芸用としてもよく栽培されています。クチナシの果実は医薬品の生薬でもありますが、第3話で紹介している「医薬品的効能効果を標ぼうしない限り医薬品と判断しない成分本質」のリストに収載されていますので、「食品」としても流通しています（クチナシの茎や葉も「食品」扱い）。クチナシの果実にはクロシンという黄色色素を含み、サツマイモやクリ、和菓子、タクアンなどの食品を黄色に染めるのに用いられています。また、大分県の郷土料理である黄飯の色づけにも用いられるなど、日本ではかなり古い時代から黄色の着色料として用いられています。また、クチナシ黄色素は食品添加物としても認可されていて、クチナシの果実を室温時水若しくは含水エタノールで抽出して得られたもの、又はこれを加水分解して得られたものです。上記食品以外にも、レモンをイメージした清涼飲料水などにもクチナシ黄色素は使用されています。食品添加物ですので、安全性については医薬品よりも厳しく検査されています。はたして本当にクチナシの果実が腸間膜静脈硬化症の原因なのでしょうか？

腸間膜静脈硬化症の特徴として、「大腸内視鏡検査で大腸粘膜が暗青色、青銅色を呈する」というのがありました。この青色は、先に引用した総説によると「サンシシの主成分ゲニポシドは、腸内細菌により加水分解されてゲニピンとなり、これがアミノ酸やタンパク質と反応すると青色色素を生じる」ことから、これが組織に沈着したもの、とされています。ゲニポシド

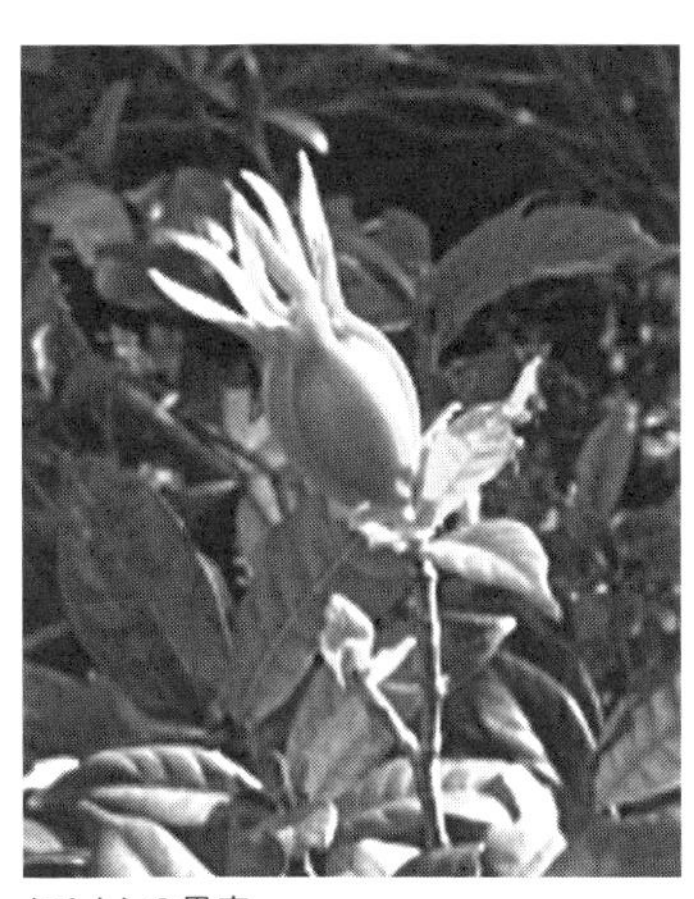
クチナシの果実

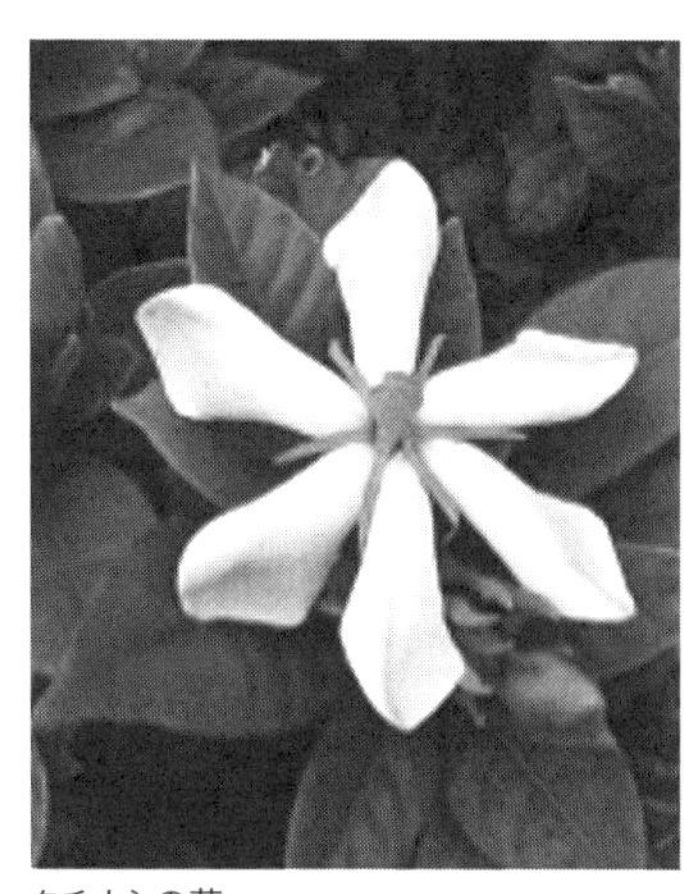
クチナシの花

から青色素が生成することは事実です。クチナシの果実からは、食品添加物として認可されているクチナシ青色素が製造され、11年にあるコンビニエンスストアで販売されて話題になった「スライム肉まん」の青色に使用されたりしています。クチナシ青色素というのは、クチナシ果実を温水で抽出して得たゲニポシドなどのイリドイド配糖体を、β－グルコシダーゼという酵素で加水分解してゲニピンなどのイリドイドアグリコンに変換し、次いで大豆タンパク質分解物を混合してアミノ酸と酸化重合させたものです。クチナシ青色素は複数の化合物を含むために正確な化学構造式などで表現できず、平均分子量が一万以上の高分子化合物です。少なくとも動物実験ではいっさい消化管からの吸収は認められず、ヒトにおいても毒性や安全性については問題がないことが確認されています。

ただ、クチナシ青色素の場合は体外で高分子になった状態で摂取されるわけですが、クチナシに含まれるゲニポシドを摂取した場合には、確かに吸収されたゲニピンが組織内でアミノ酸と酸化重合して青色色素が生じる可能性があります。ラットの実験でも、ゲニピンを大量投与したときに、肝臓、腎臓、脾臓に青色の色素沈着が見られています。

本当に山梔子を含む漢方薬が原因なのか？

腸管膜静脈硬化症で見られる大腸への青色色素沈着がゲニピンによることは、以上のことから説明できるのですが、その色素沈着が疾患の原因であるかどうかは今後の研究が必要でしょう。ゲニポシド自体は無色で、クチナシ黄色素にも含まれており、日本人は日常の食事としても摂取していますので、本当にゲニポシドが原因ならもっと発症率は高いはずです。また、青色色素の沈着が原因ならば、漢方薬を中止することで症状の改善が見られるはずがありません。

まして、２８４人の患者のうち漢方薬の服用が不明な例が8割以上です。13年6月に発表された漢方薬中止により特発性腸間膜静脈硬化症が軽快した症例では、改善2ヵ月後の内視鏡検査で「逆に青銅色調の色調変化が強く認められた」とありました。

このことから、多くの臨床報告で山梔子、ゲニポシドに原因を決めつける方向で述べられているのはミスリードしている可能性があり、もっと慎重に議論していかなければならないと思います。

第18話 妊娠中の生薬、漢方薬の使用

ゲンノショウコ

サリドマイド薬害事件以来、妊娠中の医薬品の服用は、流産や催奇形性の危険性があることから、おおいに注意するようになっています。漢方薬についても、使用上の注意に「妊娠中の投与に関する安全性は確立していないので、妊婦又は妊娠している可能性のある婦人には、治療上の有益性が危険性を上回ると判断される場合にのみ投与する」と記載され、妊婦への処方はできるだけ避けるに越したことはありません。しかし、妊娠中でも必要な時には医薬品を使用したいときはありますし、安胎作用や悪阻を軽減することが期待できる漢方薬もあり、妊娠中にすべての生薬、漢方薬を避けるべきとは言えません。実際、動物実験レベルでは明らかな催奇形性のある生薬の報告はありません。今回は、そのような妊娠中、授乳中における漢方薬の服用可否に関する情報についてのお話しです。

妊娠悪阻に小半夏加茯苓湯（しょうはんげかぶくりょうとう）

妊娠時のつわりの予防に小半夏加茯苓湯が有効であることが、経験的によく知られています。この処方は、半夏、生姜、茯苓という3つの生薬しか配合されていない、たいへんシンプルな漢方処方です。これらの生薬のうち、半夏と生姜には生体を構成する成分で正常時はサラサラと流れているはずの水（津液）が上腹部で病的に変化して詰まってしまった状態を解消するという薬能があるとされ、吐き気を止めるのに適した組合せとされています。そして、この処方ではさらに茯苓という消化管の中に水が貯まってしまった状態を解消する作用をもつとされる生薬が組み合わされ、吐き気を強力に抑制するということで、つわりに限らず吐き気止めとして幅広く使用できる漢方薬です。

また、つわりでも吐き気とともにめまいを伴うような場合は、めまいは消化管ではなく頭部にまで水の流れが停滞したことによって起こることがありますので、小半夏加茯苓湯だけでは薬の強さが不足していることとなり、五苓散という水をよく流すことに特化した処方のほうが適していることがありますし、吐き気とともにマタニティーブルーなどの気分障害が現れる場合には、半夏厚朴湯という、小半夏加茯苓湯を構成する半夏、生姜、茯苓の3つの生薬の他に、漢方医学でいうところの気をめぐらす生薬である厚朴と蘇葉が追加された処方が合うことがあります。

ただ、つわりに対して小半夏加茯苓湯が本当に有効であるかを確認した臨床試験はなく、しっかりとしたエビデンスがあるわけではありません。いわば、効くことが当たり前すぎて誰も試験を行っていない、というような状況になっているのかもしれません。

安胎薬としての当帰芍薬散

「妊娠したら当帰芍薬散」と薬局から広告されるくらい、当帰芍薬散を妊婦と胎児の健康維持に適用することは有名となっています。「安胎」とは、漢方医学でしばしば用いられる用語で、漠然とはしていますが、流産を予防し、分娩合併症の頻度を減らし、元気な胎児を出産できるよう、母子ともに健康となるようにする、という意味となります。漢方医学における古典である『金匱要略』には「婦人妊娠、常に当帰散を服するに宜し」「妊娠養胎には白朮散」という記述があり、それら2つの処方の作用を同時に持つのが当帰芍薬散となります。当帰芍薬散の名前のもととなっている生薬の当帰と芍薬は、不足している血を補うという補血薬に分類されており、胎児へ栄養を多く取られてしまう母体に対して栄養を補うことは理にかなっています。

また、妊娠中および分娩後の体力の不足を補うためには、当帰、芍薬などの補血薬とともに体のエネルギー不足を補う補気薬が配合された十全大補湯も使用できます。

妊娠時に避けた方がよい生薬？

日経ドラッグインフォメーション14年10月14日号には、妊婦に慎重投与の漢方薬一覧表というものがあり、それを服薬指導に活用することで適切な服薬指導ができるようになるという内容の記事がありました。それによると、妊娠中には絶対に使用してはならない生薬として薏苡仁（ヨクイニン）、芒硝、センナが、慎重投与として乾姜（カンキョウ）、枳実（キジツ）、紅花（コウカ）、牡丹皮（ボタンピ）、厚朴、桃仁（トウニン）、半夏、附子など15種類の生薬が取り上げられ、また、授乳婦には大黄（ダイオウ）が慎重投与となっていました。一方、国立健康栄養研究所が運営する健康食品・安全性有効性情報サイトでは、薬膳料理でもよく使用される枸杞（クコ）に「妊娠中・授乳中の経口摂取はおそらく危険と思われるので使用しない」との記載があります。

確かに、中国における伝統医学での中医学では、妊娠中の禁忌となる生薬として「妊娠禁忌歌」なるものがあり、これらの生薬も載っている（実際は日本では使用されない毒性の強い生薬が多い）のですが、あくまでそれは古典の記述をもとに伝統医学理論的に使わない方がよい、と考えられるものではあります。しかし、古典がすべて正しいわけではなく、エビデンスを調査しないままそのまま鵜呑みしてしまうのもどうかと思います。

一般的には、血液の流れが停滞している状態を解消する駆瘀血薬（くおけつ）（活血薬（かっけつ））に分類される生薬（先のリストでは紅花、牡丹皮、桃仁）は、流産を起こす可能性があるので避けるべきである、とされていますが、当帰芍薬散には活血薬に分類される川芎（センキュウ）が配合されており、安全に使用されています。また、先ほどの慎重投与にあげられている半夏は、つわりによく使用される小半夏加茯苓湯に配合されています。

薏苡仁の妊娠時禁忌の根拠となる論文は、ラットに薏苡仁熱水エキス１ｇ／kg（ヒト常用量の約25倍量）を投与した後に、胎児吸収と着床後胎児死亡が有意に増加、子宮を摘出したときの自発的な収縮力が増加した（J. Toxicol. Environ. Health A., 2005）というものですが、一方で薏苡仁粉末を５％含む餌（ヒト常用量の約50倍量）でラットを妊娠０日から出産まで飼育し、まったく影響はなかったとのこと（薬理と治療、2007）で、結果が割れています。

センナは、かつてプロスタグランジンを介する子宮収縮作用のために妊娠時禁忌と言われていましたが、実際にはそのような作用はなく（Botanical Safety Handbook, 2013による）、その含有成分センノシドＡ（大黄にも含まれる）が乳汁中に移行して胎児が下痢をするからという理由でセンナは授乳婦に禁忌だったのですが、01年にアメリカ小児学会からそれも否定され（Pediatrics, 2001）、現在は授乳中でも問題ないとされています。

半夏の妊娠時慎重投与の根拠となる論文は、妊娠ラットに妊娠６～15日目の間に２ｇ／kg／日の半夏エキス（ヒト常用量の１５０倍量）を投与し、子宮の弛緩力が増加したが、0.2ｇ／kg／日（ヒト常用量の15倍量）では問題はなかった（Botanical Safety Handbookによる）というものです。

枸杞の妊娠時禁忌の根拠となる論文は、72年に東北大学医学部から出された論文で、クコの葉（生薬の枸杞は果実を使用する）の水抽出エキスをウサギに静脈内投与（！）し、排卵促進作用が認められ、活性成分を探索したところ、透析膜を透過できない高分子化合物（つまり経口投与では吸収されない）であった、というものです。

以上のように、生薬・漢方薬については、妊娠中の使用における安全性についても確認されていませんが、禁忌や慎重投与のほうでも科学的なエビデンスはありません。従って、薬剤師が妊婦に漢方薬に関する服薬指導をする際は、処方された医薬品について「治療上の有益性が危険性を上回る」かどうかをよく考え、いたずらに禁忌とする必要はないと考えます。

第19話 生薬に関する独特な用語の解説

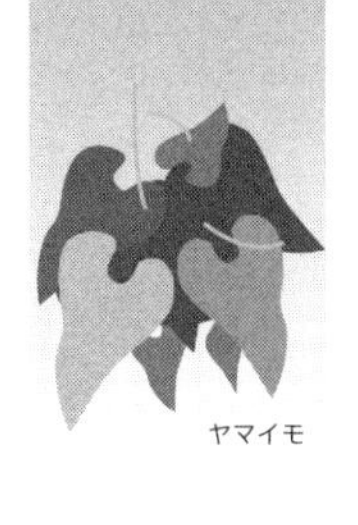
ヤマイモ

本書でたびたび登場している「基原」という言葉は、広辞苑にも載っていない生薬学独自の言葉です。薬学関係以外の雑誌に生薬に関する記事を書いたとき、校正者からわざわざ「起源」へ訂正を求められたこともありました。通常のパソコンの日本語変換ソフトでは、〝origin〟や〝roots〟の意味で「きげん」を入力すると「起源」や「起原」に変換されますので、仕方がないかとも思いましたが。

国立医薬品食品衛生研究所薬品部長の合田幸広先生の解説によれば、「起源」は、直接、間接を問わず広く〝roots〟という意味があり、「植物の起原は藻類である」という場合に用いる一方で、「基原」は直接的な起源を意味するとのこと。例えば、アスピリンの「起源植物」はセイヨウシロヤナギやセイヨウナツユキソウですが、現在のアスピリンは化学合成品が流通しています。一方、西洋生薬として用いるアヘンの「基原植物」はケシであり、アヘンに含まれているモルヒネもケシから単離精製されたものが流通しています。以上のことから、生薬の原材料である動植物を定義するためには「基原」という用語を用い、日本で流通する医薬品の規格を定義している日本薬局方でも「起源」という用語を使用せずに「基原」を使用しているのです。(『和漢薬』No. 656、p. 3、2008)

生薬の「基原」は、その原料となる「動植物の正名(学名または和名)+薬用部位」で表現し、それらが必ずセットになります。すなわち、「ケイヒ」という生薬の基原は、「*Cinnamomun cassia* の樹皮」であり、それを英語やラテン語で表現するときはその原則通りそれぞれ Cinnamon Bark、Cinnamomi Cortex と名付けられています。生薬の取扱いになれていない研究者が、英語の論文を書く際に日本で使用されている生薬を植物の学名のみで表現することがよくあるのですが、それは誤りとなります。

日本薬局方には、生薬の基原を日本薬局方の規格に適合するか否かの判断基準にすることが明記されていますから、日本で医薬品として流通する生薬は、正しい学名の正しい薬用部位ものを原料としていることになります。ケイヒは、第3話で述べた食薬区分では「食」のほうに分類されていますので、食品としても流通します。医薬品として流通するケイヒはその基原が正しく守られていなければなりませんが、食品として流通するケイヒは、シナモンパウダーなどで使用されるセイロンケイヒ *Cinnamomun velum* の樹皮や八つ橋の原料で使用するニッケイ *C. sieboldii* の根皮が利用されている可能性があります。13年は、有名ホテルでの食品原料の偽装が話題になっていましたが、食品よりも高い倫理観や品質基準が求められる医薬品では、原料については厳しく規制されていると言えます。

生薬含有成分に関する表現の使い分け

第17話で引用した、サンシシ（山梔子）の主成分をゲニポシドとしている報告は、実は用語の使い方が誤っています。確かに昔はそのような表現をしている専門書もあったのですが、現在では一部の生薬を除き、生薬に含まれている代表的な化合物のことを「主成分」と表現している教科書はありません。現在でも漢方に関する書籍でそのような表現を見ることはあるのですが、漢方を知っていても生薬のことを理解していない著者・編集者が執筆したものと言えます。

「主成分」という用語は、「主な成分」という意味です。「成分」という名詞に「主な」という形容詞がかかったときは、「最も多く含まれている成分」という意味と「重要な成分」という意味の2通りが考えられることになります。前者の意味では、例えば、根を基原とする生薬の場合は、最も多く含まれている成分は植物が生きるために蓄積しているデンプンですので、例えばカンゾウの主成分はデンプンとなります。もし、乾燥前の薬用植物の状態のカンゾウだったら、その主成分は水と言えるかもしれません。ここで、イネの種子を基原とする粳米（コウベイ）の主成分はデンプンであると表現したり、石膏（セッコウ）の主成分は硫酸カルシウムであると表現することは、実際にそれらの含量が最も高いのですからまったく問題ありません。しかし、たいていの生薬の場合はヒトにとっての「重要な成分」はデンプンのようなありふれた化合物ではありません。そこで、そのような誤解を防ぐために、生薬学では「主成分」という用語を使用しないのです。もし、後者の意味で使用する時には、わざわざ「要」を入れた「主要成分」と表現します。

生薬の「主要成分」とは、ヒトにとって重要な役割を担う含有成分という意味になります。「主要成分」には、ヒトの疾患に対して何らかの有用な影響を与える「有効成分」または「薬効成分」、ヒトに悪影響を与える「有害成分」または「毒性成分」の他に、生薬の品質管理に有用な「指標成分」などがあります。「指標成分」とは、第2話で解説したように、何かその生薬に含まれている特徴的な成分の含有を確認してニセ物との判別に利用したり、その含量が一定の範囲になるように保つことによりその他の成分についても一定の範囲に収まっているであろうという予想して化学的な品質の確保のために用いる成分のことです。漢方薬の原料として使用する生薬の場合は「有効成分」が具体的にわかっていないものが多いので、生薬の解説書に述べられている含有成分名は、たいていの場合は「指標成分」となります。

漢方薬と中薬・中成薬の違い

昨今のマスコミでは、「漢方薬」の意味を誤って使用している例が多々見受けられます。第6話で紹介したように、「漢方薬」とは漢方医学の理論に基づいて複数の生薬を配合したものことを指します。「漢方医学」とは、古代中国医学を起源として日本で独自に発展させた日本の伝統医学のことであり、「漢方」は、江戸時代にオランダ医学が日本へ流入したときにそれを「蘭方」と表現したときに、当時の日本の標準的な医学を指した造語です。古代中国医学は、14世紀頃に中国から日本へ渡って以降は、日本列島、中国大陸それぞれで独自に発展したため、漢方医学は現代の中国で使用されている中国伝統医学（中医学）とは異なるものとなっています。両医学では、使用する医薬品として同じ植物の同じ使用部位を原料とした生薬が多い点での共通部分もありますが、患者に対する診断方法や処方を作るときの生薬の配合理論や量が大きく異なります。従って、現代の中国には「漢方医学」や「漢方薬」は存在せず、中医学で使用されている医薬品は日本でも中国語のまま「中薬」または「中成薬」と表現します（刻み生薬を混合したものを「中薬」、中国国内の製薬会社で製剤化したものを「中成薬」と呼びます）。「中国製漢方薬」という用語は、一見すると矛盾のあるように見えますが、「日本で使用されている生薬が配合された漢方処方を中国国内で製剤化したもの」という意味であり、コスト削減のために日本の製薬会社が実際に中国国内で製造しているケースがあります。漢方薬の原料である生薬の大部分は中国から輸入されていますので、日本で製剤化するか、中国国内で製剤化しているかの違いだけです。

しかしやっかいなことに、語学の学習のために使用する「日中辞典」「中日辞典」では、日本語の「漢方」「漢方薬」の中国語訳として「中医」「中药」（「药」は「薬」の簡体字）としているものが多くあります。かつて、筆者のところに大学院進学のために訪問した中国人留学生が、「大学では漢方薬の勉強をしていました」と日本語で話し、筆者が唖然としたことがありましたが、辞書がそのレベルなので無理はないと思いました。

これがそのままマスコミでも利用されて、一般の方や生薬・漢方業界に混乱を招くことが多々あります。13年９月には、「英国で『漢方薬は危険』全面販売禁止へ～理解進まず」というニュースが流れ、日本東洋医学会が抗議をして「中医薬」に訂正させたことがありました。しかし、それは本当に氷山の一角で、中国伝統医学（中医学）、韓国伝統医学（韓医学）の区別なく、すべて「漢方医学」と報道してしまっているマスコミの記事が多数あります。日本の「漢方薬」はあくまで医薬品であり、これまで述べてきたように品質がかなり高いレベルで管理されていますが、中国や海外で使用されている中薬には食品レベルで品質のよくないものが多く流通しています。そのようなものを「漢方薬」と表現して、不正確に報道されてしまうのは、勘弁してほしいです。

第20話 日本と中国で生薬の基原植物が異なる例

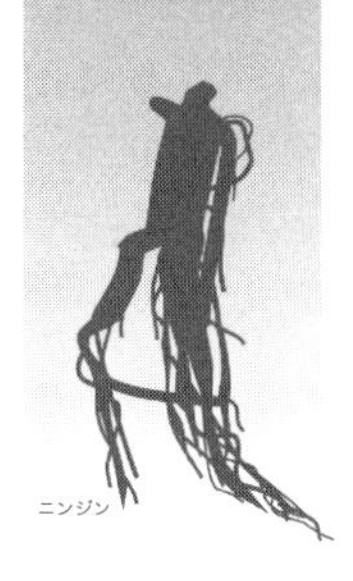
ニンジン

今回は第4話で少しだけ紹介した、生薬の名前が国によって異なる事例を紹介します。もちろん、世界各国で言語が異なりますので、日本語で野菜として利用される植物の「ニンジン」が、英語では〝carrot〟、ドイツ語で〝karotte〟、中国語では「胡萝卜」と全く異なる表記になっているのは当たり前ですが、ここでは同じ漢字文化圏である中国と日本間で、簡体字・繁体字と字形は違っていても同じ字からなる生薬名なのに、基原となる植物が異なっている例を紹介します。

しかし、その前に学問の世界での生物の名称について説明しなければなりません。生物の名称は、その生物自身が種(しゅ)を名乗ってくれるわけではありませんから、あくまで人間が勝手に名付けたものになります。そのうち、自然発生的に名付けられた植物の名前を一般名といい、例えば先ほどのニンジンやアサガオといった名称です。一般名は、前述したように言語によって代わりますし、日本に分布していない生物や日本人の生活につながりのない生物には日本語の一般名のないものがあります。また、同じ日本語でも同一の生物に2つ以上の名称が付けられることはあり、特定の地域でのみ通用する地方名が多くある生物も多くあります。例えば、日本語の一般名でサルトリイバラという植物には、サルカキ、サンキライ、カカラバ、カラタチ、イビツイバラなどの地方名があります。また、時代によっても名称とそれが指している植物とが異なる例もあり、江戸時代までの「人蔘」はウコギ科のオタネニンジン（いわゆる朝鮮人参や高麗人参と呼ぶもの）を指し、その後、舶来野菜としてセリ科の根菜「胡蘿蔔」が知られるようになると、肥大した根を利用するところが共通していることから「セリニンジン」と呼ばれるようになり、これが現在の「ニンジン」が指す植物になってしまっています。また、万葉集の時代では、「朝顔」は現在のキキョウを指していたそうです。

学問の世界では、そのような名称の混乱は許されませんので、あらゆる生物において世界共通で使用する種の名前として学名（ラテン名）を使用します。生物の最小単位は個体ですが、個体どうしでよく似た形質（分類上の手がかりとなる個体の性質）を示す集団、すなわち個体群があり、他の種に属する個体群とは明確に区別できる不連続な集団を作ります。それをスウェーデンの生物学者のリンネが「種」と呼んでそれぞれの個体群に名前を与えて分類することを提唱しました。リンネは自然界に存在するさまざま種の生物について、異なる種の生物とどこが共通する形質でどこが異なる形質なのか、異なるならどの程度違うのか、などを考慮して、種の上に属、属の上に科、科の上に目、といった階層を作り、分類学の基礎を作りました。例えば、モモとサクラはそれぞれ異なる種であるが、花の形態はよく似ているのでどちらも同じ*Prunus*属である、しかしリンゴとはそれらと花の形はよく似ているけれども果実の付き方が大きく異なるのでリンゴは別の*Malus*属とし、すべてまとめて同じバラ科に分類する、といった感じです。種の違いというのは、一般的には見れば分かるという範囲のものが多いですが、例えばイノシシとブタが同じイノシシ種（*Sus scrofa*、両者は種の下の階層、亜種で異なる）であったり、キャベツとブロッコリーとカリフラワーが同じ種（*Brassica oleracea*、それらは変種で異なる）のように、素人ではわかりにくいものもあります。生物の学名は、すべての生物種に対する国際的に通用するただひとつの名称であり、かつ分類学的な位置を示すものとなっていて、基本的には生物が属している属と種に相当する2つの単語（ラテン語）を組み合わせて表現します。つまり、先ほどのキャベツなどの*Brassica*は属名、*oleracea*が種小名で、その両者で種となります。

さて、漢方医学は中国伝統医学を起源としていますが日本で独自に発展し、かつ写真や印刷技術がなかった時代に、植物の形態を手書きの絵で描写して何とか伝えていったわけですから、長い歴史の中で同じ生薬名が指す植物が変わってしまうことは容易に想像が出来ます。

1～3世紀頃に完成したとされる『神農本草経』という薬物書には、「茈胡」という生薬が収載され、現在では日本でも中国でも「柴胡」という名で使用されています。しかし、中国で日本薬局方に相当する中国药典の基原はセリ科*Bupleurum chinense*または*B. scorzonerifolium*の根となっていますが、日本薬局方ではミシマサイコ*B. falcatum*の根と、

同じセリ科 *Bupleurum* 属ではあるものの、異なる種を基原としています。ミシマサイコは、江戸時代に静岡県の伊豆地方で採取されて三島の薬問屋に持ち込まれたものが生薬として非常に品質が良いとされたことからそのまま植物の一般名として名付けられました。このケースでは、日本で漢方医学が発展する過程で、日本人の体質にあっていたからか、中国産の生薬よりも日本固有の種の方が有用性が高かったことから、生薬の基原種が日本と中国で異なってしまったケースと言えます。原料とする植物の種が異なっていても、柴胡は日本でも中国でも解表退熱、疏肝解鬱、昇提といった薬能で使用されており、いずれの種でも指標成分となるサイコサポニン類も同様に含有していることから、種が異なることによって大きな問題にはなっていませんが、中国で流通する柴胡を日本へ輸入しても日本薬局方適合品として流通させることは出来ません。そのようなケースとして、「当帰（当归）」は、日本ではセリ科 *Angelica acutiloba* の根ですが、中国では *A. sinensis* の根を利用し、「川芎」は、日本ではセリ科 *Cnidium officinale* の根茎ですが、中国では *Ligusticum chuanxiong* の根茎を使用しています。

もっとも、北里研究所の小曽戸洋先生によれば、古文献の解析の結果、神農本草経にある「茈胡」は *Bupleurum* 属植物ではなく、セリ科ハマボウフウ *Glehnia littoralis* の根に相当する、という説があります。ハマボウフウの根は、日本ではカゼに使用する処方によく配合される解表薬の防風（セリ科ボウフウ *Saposhnikovia divaricata* の根）の代用品として使用され、まだその薬能は柴胡とは近いのですが、中国ではハマボウフウは北沙参と呼ばれる生薬であり、体内の水の量を増やす補陰薬（ほいんやく）として使用され、柴胡とは全く異なる薬能を持ちます。

また「桂皮」は、日本薬局方ではケイ *Cinnamomum cassia* の樹皮と定義されていますが、中国药典ではそれは「肉桂」という名の生薬として定義され、それを日本語読みすると「ニッケイ」となり、八つ橋の原料として使用するニッケイ *C. sieboldii*（第19話）との混乱の元となります。中国で「桂皮」というと、通常はヤブニッケイ *C. tenuifolium* というさらに別の植物の樹皮になり、こちらはもっぱら食材として利用されます。

以上のように、生薬名とその基原植物についての混乱が見られることから、02年から生薬・薬用植物に関する国際調和のための西太平洋地区討論会（ＦＨＨ）という国際会議が1年に1回、各国で開催され、日本、中国、韓国、ベトナム、シンガポール、オーストラリア、香港の関係者が議論しています。しかし、品質管理のための試験法の統一に関する議論は進んでいるものの、基原植物を統一することは使用経緯や植物の分布域などから変更することが困難とされ、現状のままとなってしまっています。従って、生薬に関する医薬品情報は、その生薬名が何の植物を指しているのか、基原を正しく判断する必要がしばらく続きそうです。

第21話 ドーピングと生薬

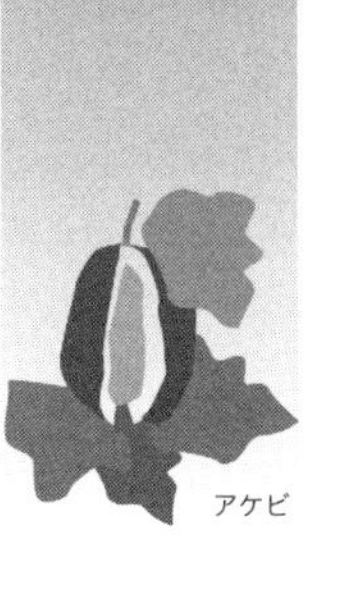
アケビ

オリンピックや国民体育大会などのイベント時に、不正な薬物の利用を確認するためのドーピング検査は、すっかりおなじみになりました。本来のスポーツマンシップから言えば、薬物を使って筋力を高めたり興奮させたりしてスコアを伸ばすというのは全く受け入れられるものではないでしょう。ドーピング薬物として規制されている代表的ものは、筋肉増強剤のエリスリポエチンや、中枢神経興奮薬のアンフェタミンなどがありますが、実は、生薬・漢方薬の中にドーピング検査で陽性となってしまう化合物が含まれていることがあります。

エフェドリン

エフェドリンは、第15話で述べた、麻黄に含まれる化合物で、交感神経α、β受容体混合型興奮作用があります。また、覚せい剤原料として規定されています。実際に中枢興奮作用もあり、麻黄の副作用として不眠や心機能亢進なども知られています。

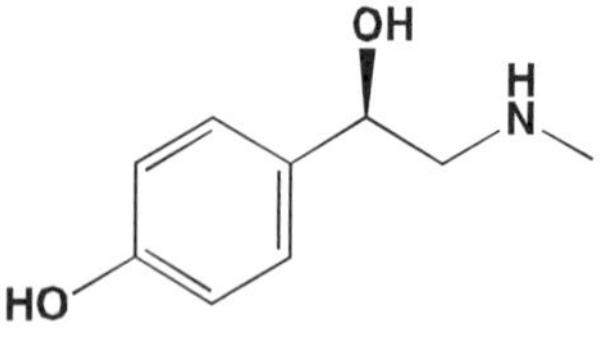

エフェドリン 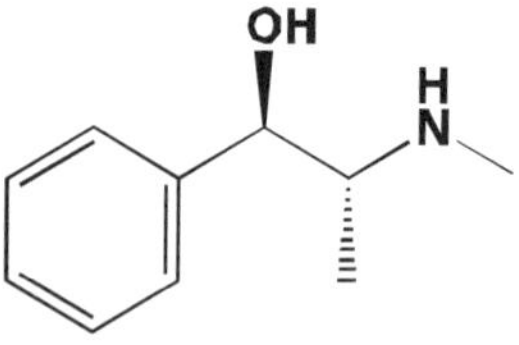　　シネフリン

エフェドリンやプソイドエフェドリンは、一般用医薬品での総合感冒薬に含まれていることがあり、スポーツ選手がカゼを引いたときにかぜ薬を服用する時には、絶対に気をつけなければならない薬物となっています。00年のシドニーオリンピックで、ルーマニア女子体操個人総合で金メダルを取得した選手が、競技前にチームドクターから処方されて飲んだ感冒薬の中にエフェドリンが含まれていて、尿検体からエフェドリンが検出され、金メダルが剥奪されたことがありました。

当然、エフェドリンは麻黄の成分としても含まれているため、カゼの初期に使用する葛根湯や、アレルギー性鼻炎などに用いる小青竜湯、関節の痛みに使用する越婢加朮湯や薏苡仁湯などでも、ドーピング検査に陽性となってしまう事があります。

ちなみに、実際の検査では、尿中濃度がエフェドリンでは10μg/mℓ、プソイドエフェドリンでは150μg/mℓ以上で陽性とされていて、それらは1回量のかぜ薬や漢方薬の服用でも十分に達することのある濃度ですので、スポーツ選手には絶対に服用させないように注意しましょう。日常的に服薬が必要な場合は、少なくとも検査の3日前からは服用を中止して、体内からエフェドリン類を排泄させるようにしましょう。

シネフリン

シネフリンは、ドーピング検査の際に禁止薬物として規制されている化合物ではありませんが、14年の世界アンチ・ドーピング機構の監視プログラムで指定されている化合物であり、検出されても処罰は与えないけれど、これから禁止薬物として取り締まる可能性もあるから注意するように、という化合物です。シネフリンは、生薬では、漢方薬の原料として使用される陳皮（チンピ）、枳実（キジツ）と、西洋生薬で矯味剤として使用されるトウヒに含まれている化合物です。

シネフリンは、エフェドリンとよく似た化学構造をしており、エフェドリンよりは弱いものの、交感神経興奮作用、心機能に対する副作用があります。シネフリンは、ビターオレンジと呼ばれる柑橘系果実にも含まれており、第15話で紹介したアメリカにおけるダイエタリーサプリメントとしての麻黄（エフェドラ）の使用禁止以降、エフェドラに変わる素材としてビターオレンジが注目されたのが、このシネフリンの作用によります。

アメリカで市販されているビターオレンジを含むダイエタリーサプリメントは、シネフリンの含量も高く、まれに心臓に対する副作用が報告されていますが、その頻度はかなり低いことから現在でも禁止されておらず、一定の市場規模があります。ただ、スポーツ選手にとってはそれらによってドーピング検査で検出される可能性がありますので、禁止薬物ではないためにペナルティーはないものの、注意を受ける可能性はあります。

なお、通常の漢方薬に含まれる量としての陳皮、枳実の場合は、シネフリンの含量は低いため、ドーピング検査で陽性となることはほぼありません。しかし、念のためにスポーツ選手は服用を避けた方がよいとは言えるでしょう。

ホミカ（ストリキニーネ）

ストリキニーネは、強い中枢興奮作用を持ち、摂取により激しい強直性けいれんがおこり、ヒトでの致死量には個人差があるものの１００mg程度といわれる毒薬としての印象の強い化合物です。このストリキニーネを含む生薬として、漢方医学では使用しないホミカという生薬があり、ごく微量が苦味健胃薬として一般用医薬品の胃腸薬に配合されていることがあります。このストリキニーネは、ドーピングにおける禁止薬物ですので、検出されれば直ちにメダルの剥奪となります。ホミカを含む胃腸薬は、スポーツ選手には絶対に禁忌となります。

スポーツファーマシスト

薬剤師のさらなる上の資格として、スポーツファーマシストと呼ばれる認定資格があり、そのようなスポーツ選手が飲むことの出来る医薬品を管理する能力を持つ薬剤師がいます。彼らによると、スポーツ選手にドーピング検査のあるときは、よほどの必要性がない限り薬物の使用や未知の健康食品の摂取を勧めることはないそうです。ドーピングに陽性となる薬物は、生薬については以上のものしか知られていませんが、未知なる物質により陽性になってしまうリスクはゼロではないため、どうしても薬物を使用する時には自己責任であることを了承してもらうそうです。

パイロットは生薬・漢方薬を服用できない

12年4月、沖縄の航空会社の副操縦士が、操縦中に腹痛を起こし、乗客用に常備されていた胃腸薬を服用したが、その中に国土交通省指針で乗務時の服用を禁止された生薬が含まれていたとして、航空法違反があったとして厳重注意を受けた、という報道がなされました。

実は、07年3月に国土交通省航空局技術部から交付された「航空機乗組員の使用する医薬品の取扱いに関する指針」によると、航空業務には不適切な医薬品で、その使用を許可できないとされるものの中に、「生薬」という記載があります。すなわち、生薬が含まれる医薬品、漢方薬だけでなく、先の報道で使用された生薬が配合された胃腸薬、ドリンク剤なども、いっさい使用してはいけないことになっています。

これは、先ほどのスポーツファーマシストの対応と同じ、何が含まれているかわからないから、という理由にほかなりませんが、だからといって必要な医薬品の使用まで禁止するのはどうかと思います。

その後、14年5月の国土交通省第5回乗員政策等検討合同小委員会で出された資料によると、航空業務中の使用に当たり指定医等において個別の確認等が必要な医薬品として、生薬、漢方薬が該当することが述べられ、14年度内の可能な限り早期に改正する方針とのこと。

早く、パイロットの皆さんにとって必要な生薬、漢方薬が服用できるようになることを期待したいです。

第22話 漢方薬以外の生薬の用途

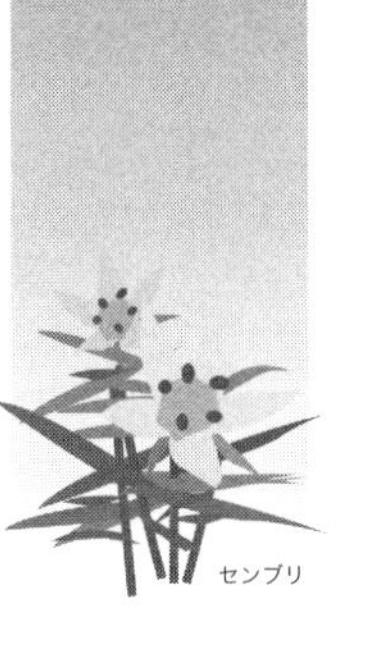

日本における生薬の用途の大部分は、漢方薬の原料であることには間違いありませんが、すべてがそうではありません。第6話では、生薬製剤と漢方製剤の違いを解説しましたが、今回はその生薬製剤に使用される生薬で、漢方薬とは無関係に使用されている生薬を紹介します。

日本の民間薬

日本薬局方には、ジュウヤク（ドクダミ科ドクダミの地上部）、ゲンノショウコ（フウロソウ科ゲンノショウコの地上部）、センブリ（リンドウ科センブリの全草）の3種が収載されています。それらは日本三大民間薬とも言われ、漢方薬の原料としては使用されず、第二類一般用医薬品として単独あるいは他の成分と一緒に配合された生薬製剤として使用されています。また、ゲンノショウコとセンブリは、医師が処方せんを発行して使用する医療用医薬品（非処方せん医薬品なので処方せんがなくても薬剤師は販売できる）にも配合されています。

その他には、ほとんど使用されることはなくなりましたが、便秘薬として使用されるエイジツ（バラ科ノイバラの果実）も、中国ではあまり使用されない日本の民間薬です。

一方、黄柏（オウバク）（ミカン科キハダの周皮を除いた樹皮）は、黄連解毒湯（おうれんげどくとう）などの漢方薬の原料として使用されるだけでなく、日本の民間薬として単独で使用されたり、生薬製剤の胃腸薬に配合されて使用されることがあります。

ちなみに、富山大学には「和漢薬研究所」という施設がありますが、この「和漢薬」という言葉は、日本の民間薬である「和薬」と、中国大陸の民間薬または漢方薬の原料とする生薬を指す「漢薬」を合わせたもので、日本で流通する漢方薬と民間薬を区別せずに取り扱うときの言葉になります。

西洋生薬

民間薬とは、日本だけでなく世界各地の民族で民間伝承により使用されているもののことを指しますので、主に欧米で使用されている民間薬を、便宜上、西洋生薬と呼んでいます。第25話で紹介する西洋ハーブ医薬品の原料となる赤ブドウやチェストベリーなども西洋生薬ですが、それらは日本薬局方には収載されていません。ここでは、日本薬局方に収載されている西洋生薬を紹介します。

まず、日本薬局方に収載されている西洋生薬としては、セネガ（北アメリカ原産のヒメハギ科植物の根）やセンナ（アフリカ原産のマメ科植物の小葉）、ホミカ（インド原産のマチン科植物の種子）、ロートコン（ナス科ハシリドコロの根）が有名です。センナは便秘薬、セネガは去痰薬、ホミカは苦味健胃薬、ロートコンは鎮痙薬として、医療用、一般用問わず、さまざまな生薬製剤に配合されて使用されています。

西洋生薬は当たり前ですが現代西洋医学の中で使用されますので、有効成分となる純物質が明らかになったときには、その純物質だけを医薬品として使用し、生薬自体を使用しなくなることが多いため、現在でも生薬として使用し続けるケースはまれになります。セネガやセンナ、ロートコンも有効成分は明らかになっていますが、それを単離、精製して、純物質にする手間とコストをかけるよりは、生薬をそのまま使用したほうが利便性がよいことから残っているだけです。例えば、ジギタリスの葉は01年の第十四改正日本薬局方までは収載されていた西洋生薬ですが、その後は削除され、現在ではその有効成分であるジゴキシンやその誘導体であるメチルジゴキシンが日本薬局方に収載されている医薬品として使用されています。

その他、現在の日本薬局方に収載されている西洋生薬としては、第二類一般用医薬品の整腸薬に配合されているコロンボ（アフリカ原産のツヅラフジ科植物の根）や、去痰薬に配合されているトコン（ブラジル原産のアカネ科植物の根）がありますが、コンズランゴ（ペルー原産のガガイモ科植物の樹皮）のように現在では日本で市販されている医薬品にはまったく配合されることがなくなった生薬も収載されています。

医薬品添加物

医薬品とはヒトに対して何らかの薬理作用を示して疾患を直接的に治療するものだけではなく、そのようなものを錠剤やカプセル剤といったヒトが使用できる形に製剤化したり、水に分散させたり、安定性を保つために添加するものも医薬品として取り扱われています。このような医薬品添加物にも生薬は多用されています。

日本薬局方における生薬の定義のひとつに「動植物の細胞内容物・分泌物」（第1話）がありますが、そのような例としてまず植物から採れる油脂を紹介します。子供が使用する医薬品として苦みをマスクするための矯味剤として使用されるオレンジ油や、軟膏の基剤として使用されるゴマ油やオリブ油（オリーブオイル）、坐薬の基剤として使用されるカカオ脂（ココアバター）などが、日本薬局方の「化学薬品等」の項目に収載されています。なぜ生薬の定義には当てはまるのに「化学薬品等」に分類されているのかは疑問なのですが、生薬学の教科書にもそれらは記載がありますので、本書でも生薬として取り扱います。それぞれ同名のものが食用としても利用されていますが、食用のゴマ油にはゴマの香りや黒ゴマの色素が残っており、味や香りを楽しむために利用することが多いのに対して、日本薬局方のゴマ油の性状の項目には「微黄色澄明の油で，においはないか又はわずかに特異なにおいがあり，味は緩和である」と規定があるため、医薬品のゴマ油は食用と比べてかなり精製されたものとなっています。実際に色は薄く、香りもわずかで、味もけっして美味しいものではありません。日本薬局方のオリブ油も、精製度が高く、不純物として混入してくるポリフェノール類が除かれてしまうため、食用のオリーブオイルと比較して味は薄いです。矯味剤として使用されるオレンジ油は、日本薬局方の性状の項目に「特異な芳香があり」と、さすがに香りを目的として使用することがうかがえますが、カカオ脂は、わずかなチョコレートようなにおいはわずかにあるものの、チョコレートの調製には向きません。

「細胞内容物・分泌物」には、その他にも賦形剤として使用されるデンプンがあります。デンプンは、日本薬局方では「化学薬品等」にコムギ、コメ、トウモロコシ、バレイショから得られたものがそれぞれ収載されています。また、アラビアゴム（アフリカ原産のマメ科植物の幹および枝から得た分泌物）やトラガント（中国原産のマメ科植物の幹から得た分泌物）は、日本薬局方の「生薬等」に収載され、それぞれ乳化・懸濁化剤として使用されます。

医薬品添加物の変わり種としては、ロジン（マツ科植物の幹の分泌物、いわゆる松脂）が日本薬局方の「生薬等」に収載されていて、絆創膏や硬膏の接着剤として使用されます。

意外な生薬

意外に思う生薬としては、ハチミツが日本薬局方の「生薬等」に収載されています。ハチミツは滋養強壮保険薬に分類される第三類一般用医薬品としても市販されていて、適応は「栄養剤、甘味剤、口唇の亀裂・あれ」、用法は「栄養剤、甘味剤として、そのまま又は適宜うすめて用いる。口唇の亀裂・あれには、そのまま患部に塗る」と記載されています。また、ブドウ酒が日本薬局方の「化学薬品等」の項目に収載されていて、実際に薬用酒に分類される第三類一般用医薬品としても市販され、適応は「食欲増進、強壮、興奮、下痢、不眠症、無塩食事療法に用いる」、用法は「通常、成人1回1食匙（15 mℓ）又は1酒杯（60 mℓ）を服用する」、使用上の注意には、「自動車の運転や危険な作業を行う人は服用しないこと」、併用禁忌の項目には抗酒癖薬であるジスルフィラムが記載されています。

筆者はそれぞれの医薬品を購入して味見をしたことがありますが、ハチミツはそれなりに美味しかったですが、ブドウ酒はいかにも安物のワインのようでした。ハチミツは丸剤を調製する時の医薬品添加物としても使用しますし、中国では生薬の加工法（修治）のひとつとして蜜炙という方法があり、例えば、刻んだ甘草をハチミツと一緒に炙って蜜炙甘草とし、甘草とは別の効能を持った生薬として使用します。また、ブドウ酒も「赤酒リモナーデ」という食欲増進剤の原料としてごくまれに使用されますので、それぞれ日本薬局方に収載する意義はあると思います。

第23話 アメリカにおける生薬の状況

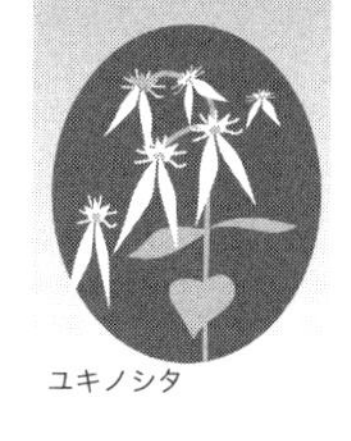
ユキノシタ

これまで日本における生薬と漢方薬の解説をしてきましたが、海外の状況はどうなっているでしょうか。日本では第3話で紹介した「食薬区分」に基づき、生薬を「天然から得られる医薬品」として取り扱っていますが、天然素材を食品として使用するか、医薬品として使用するかの境界は、文化や習慣によって異なりますので、「食薬区分」は国によって異なるものとなります。従って、本書で海外の話題を取り扱う時には、生薬の意味を拡大して、「ヒトに対して何らかの生理活性が期待される天然由来素材」として、食品として用いられるものを含めて解説していきたいと思います。

アメリカでは、生薬は"crude drug"と呼ばれます。"Crude"は、「未精製の」とか「汚い」などの意味がありますので、生薬とは精製前の医薬品、すなわち、生薬に含まれている薬理活性を担う有効成分だけが医薬品であって、生薬そのものは医薬品として用いるには不純物が多すぎる、ということになります。アメリカでも医薬品の規格を定義しているアメリカ薬局方（USP）という公定書があり、例えば1873年のUSP第5版では、262種の植物を原料とした生薬が収載されていましたが（葉と根がそれぞれ別の品目の医薬品として収載されるなど、実際の品目数はもう少し多い）、ジギタリスの葉からジギトキシン、ベラドンナの根からアトロピンといったように、生薬の有効成分が明らかになるにつれ、USPにおける生薬の品目数が減る代わりに純物質の品目数が増えていき、75年のUSP第19版での生薬は29品目にまで減少しています。しかも、そのうち何らかの薬効を期待して使用される生薬は瀉下薬として使うセンナやカスカラサグラダ、制吐薬として使用するトコンなど10品目のみで、その他は賦形剤、矯味剤や香料など、医薬品を製剤化する時の添加物でした。

転機となったのは、ボストンの医師、アイゼンバーグ博士が93年に『New England Journal of Medicine』誌に発表した論文です。それによると、アメリカ国民の3人に1人が過去1年間に「非通常医療」を利用しており、それに費やされた費用は137億ドルと、全入院経費のうち自費で支払われた金額の年間総額128億ドルを上回っていた、また、教育のある人ほど、収入のある人ほど「非通常医療」を行っていた、とのことです。生薬から有効成分のみを単離精製し、さらにそれを化学修飾することで多くの純物質の医薬品を開発してきた現代西洋医学の最先端を行ってきたはずのアメリカでも、患者レベルはそのような医薬品を用いる医療よりも、怪しげな「非通常医療」に期待している、というわけです。この「非通常医療」が現代で言う「補完代替医療（CAM）」であり、アメリカで標準的に行われている医療以外の医療、すなわち、漢方、鍼灸などの東洋医学による治療法、ヨーロッパの植物療法、ホメオパシー、ヨガ、そしてダイエタリーサプリメントの使用などです。

92年、アメリカ国立衛生研究所（ＮＩＨ）内に、国立補完代替医療センター（NCCAM）が設置され、補完代替医療を科学的に研究する試みを開始しました。当初の年間予算は２００万ドルでしたが、その額は年々増大し、03年以降、年間で約1億２０００万ドル程度の予算が毎年割り当てられています。アメリカが補完代替医療に注目した背景には、アメリカで行われている西洋医学に基づく医療が彼らにとっての伝統医学で古くさく感じられ、逆に東洋医学などがsomething newが期待できる新しい医学に感じられたのかもしれません。この考え方の違いは、日本とは全く逆になるのがおもしろいところです。

その後94年には、アメリカ連邦議会は「ダイエタリーサプリメント健康教育法」（Dietary Supplement Health and Education Act：ＤＳＨＥＡと略されることが多い）を可決し、医薬品と食品の間に位置するものとしてダイエタリーサプリメントを法律として認めることとしました。そこでダイエタリーサプリメントは、「ビタミン、ミネラル、ハーブ、アミノ酸のいずれかを含み、通常の食事を補うことを目的とするあらゆる製品（タバコを除く）」と定義されました。このハーブには、日本や中国、ヨーロッパでは医薬品として使用される植物由来の生薬も含まれており、生薬がダイエタリーサプリメントとして利用されるようになってしまいました。

アメリカではハーブティーなどで植物由来の素材のお湯で浸出して味わう以外は、生薬を煎

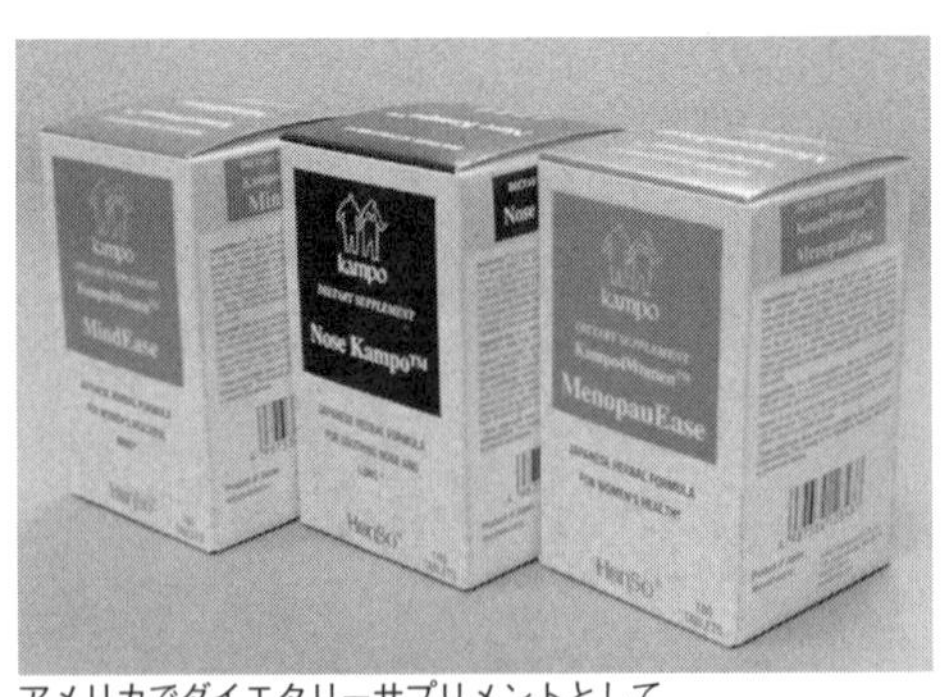

アメリカでダイエタリーサプリメントとして
販売されている漢方エキス製剤
(左から加味逍遙散、小青竜湯、当帰芍薬散)

じて使用するという習慣がありません。従って、アメリカでダイエタリーサプリメントとして販売されている生薬の大部分は、カプセルや錠剤という剤型となっています。日本でもよく使用される生薬では、更年期障害に対する当帰（トウキ）や、滋養強壮剤として人参（ニンジン）や黄耆（オウギ）などが、生薬を粉末にしてカプセルに充填した状態で使用されています。また、日本で製造されている漢方エキス製剤も、錠剤の形をしたダイエタリーサプリメントとして市販されています。このような漢方製剤が中国伝統医学を学んだ鍼灸師の指導の下で使用されていればよいのですが、あくまでダイエタリーサプリメントになっていて誰でも広告や口コミなどの情報により自由に購入、使用できる状態になっていますので、第15話で紹介したように、ダイエット薬として使用されてしまった麻黄含有製剤による健康被害が実際に起こってしまうなど、けっこう危険な状態になっています。

また、カプセルや錠剤という剤形は、消費者にとっては味や臭いなどがまったくわからない状態ですので、粗悪品がけっこう流通しているようです。アメリカ先住民がかぜ薬として使用していたキク科の植物のエキナセアの根または地上部を単独で含む製品を、00年8月にコロラド州デンバー市内で購入して分析した結果では、59製品中、アメリカ食品医薬局が規定した通りのラベルがなされていた製品は4％、内容量がラベル通りだったものが52％しかなく、成分を検出すらできなかったものも10％あったとのことです（Arch Intern Med 163, 699-704, 2003）。アメリカではこのような状態を監視し、その調査結果を情報として販売する企業もあるくらいで、つい最近の結果では、オトギリソウ科ガルシニアカンボジアという植物の果実を利用したダイエット用に使用される製品11種をアメリカ国内で購入して分析したところ、含量が正しかったモノは5種類しかなく、最も少なかったものはラベル値の16％しか含まれていなかったそうです。また、興味深いのは、含量の少なかった製品の平均価格が、正しい含量だった製品の平均価格の5倍とけっこうな値段だったとのことです（ConsumerLab.com 2013. 11. 9発表）。一般消費者にとっては成分を分析することは出来ませんので、製品の質を見極める差異の基準として価格の高い製品ほど質が高いと判断する真理が働くのですが、見事にそれを逆についています。

ダイエタリーサプリメントして使用されている生薬の大部分は、もともとは過去のＵＳＰに収載されていたものばかりです。そこで、サプリメントのラベルにＵＳＰ適合品を使用していると記載すること自体がその品質の保証と消費者を安心させるための説得力となるとして、04年のＵＳＰ第24版からダイエタリーサプリメントに関する項目を医薬品とは別に作り、それらの品質規格を規定することになりました。そこでは、例えば生姜（ginger）では、化学反応と薄相クロマトグラフィー（ＴＬＣ）を用いた確認試験、残留農薬および微生物の限度試験、乾燥減量、灰分、酸不溶性灰分、水不溶性灰分、エキス含量、精油含量、デンプン含量を具体的数値での限度を示し、高速液体クロマトグラフィー（ＨＰＬＣ）による gingerol の最低含量（0.8％以上）と shogaol の限度（０・１８％以下）の定量が規定されています。現在の第16改正日本薬局方における生姜に関する品質の規定では、ＴＬＣを用いた確認試験、重金属の限度試験、灰分試験しかありませんので、アメリカでの生薬の品質の規格は日本よりもはるかに充実したものとなっています。

しかし、ＵＳＰがこれだけ充実していても、生薬を利用したダイエタリーサプリメントは医薬品としては管理されていないため、メーカー側がＵＳＰ適合品を原料として使用する義務はなく、ＵＳＰ認定マークがある製品を店頭で見ることはほとんどありません。つまり、品質を確保するための規格が厳しすぎて、メーカーとしてはそれだけのコストをかけることが出来ないのが現状のようです。従って、現在でもアメリカでは生薬を原料とした低品質のダイエタリーサプリメントが多く流通している、という次第になります。

第24話 ヨーロッパにおける生薬の状況

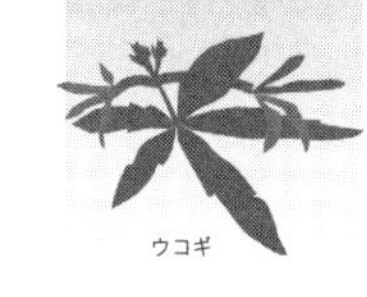
ウコギ

ヨーロッパでは植物療法（フィトセラピー）の文化があり、古くは紀元前のイギリスでケルト系民族が使用していた薬用植物や、1世紀頃の古代ギリシャの薬学者ディオスコリデスが執筆したとされる『薬物誌』を起源として、現在でもヨーロッパの伝統医学として使用され続けています。ヨーロッパにおいて薬用植物を使用する伝統医学的な治療法としては、植物から調製した抽出物を内服または外用することだけでなく、植物から得られる精油（植物の葉や花を水蒸気蒸留することにより得られる油、ヒトが香りとして感じることが出来る成分）を吸引したり皮膚に付けてマッサージしたりするアロマセラピー（芳香療法）や、ドイツの医師ハーネマンが創始した毒性の強い植物や鉱物を希釈して使用するホメオパシー（同種療法）などがあります。いずれも、(1)ヒトの精神と肉体とを分けず、(2)ヒトの部分ではなく全身を診て、(3)ヒトがもともと持っている自然治癒力を高めるような医療行為を行う、などの伝統医学に共通する特徴を持つとされています。前回紹介した補完代替医療（CAM）は、ヨーロッパでも例外なくブームとなっており、植物由来製品の売上高や利用者数は、過去十数年間で着実に増えてきています。

ヨーロッパではそのような植物療法の文化が背景にあるため、昨今のグローバル化に伴い、インドの伝統医学であるアユールベーダや中国伝統医学で使用する生薬を用いた商品を植物療法のなかで利用する機会も増加してきていました。日本の漢方医学で使用する漢方薬は、残念ながらヨーロッパにおいては知名度は高くはなく、概ね中国伝統医学の一部分にされてしまっていますが、一部には日本の漢方薬を使用する医師のグループがあり、日本の漢方医との交流も定期的に行われているようです。

ヨーロッパ医薬品庁は伝統的植物由来医薬品に関する指針（Traditional Herbal Medicines Registration Scheme：ＴＨＭＲＳ）を04年に制定しました。その指針には、植物由来医薬品における品質、安全性、有効性に関する基準が示されており、その承認を受けたものをヨーロッパ連合として承認して「Traditional Herbal Registration（ＴＨＲ）というライセンスを与え、次ページの図にあるような承認マークを製品に掲示して品質や効能を保証しています。このライセンスが得られた植物由来製品が、処方せん医薬品として薬局で販売されたり、ＯＴＣ医薬品として効能・効果・用法が表示された状態で店頭に並ぶことになります。

植物療法の文化のあるヨーロッパでは、その指針が制定される04年以前から植物由来の素材を医薬品として使用していました。そこで、制定以前から医薬品として認められていた製品については11年４月まで猶予期間を与え、それまでにＴＨＲの承認が得られなければ医薬品

THR™

THRに承認されたことを示すマーク

としての認可を取り消すことになっていました。その間、多くの植物由来医薬品がＴＨＲの承認を受け、13年4月現在では、３１５品目の植物由来医薬品に対してライセンスが与えられました。しかし、ＴＨＲの承認が得られた植物由来医薬品の多くは、セントジョーンズワートやエキナセア、ノコギリヤシなど、あくまでヨーロッパで伝統的に使用され続けていた薬用植物とその効能に限られていて、中国伝統医学で使用する東洋由来の生薬および生薬製剤は医薬品として認められてきませんでした。また、ＴＨＭＲＳはあくまで植物由来の医薬品についての指針であり、植物以外にも動物や鉱物を生薬として使用する中国伝統医学で使用する医薬品については、はじめから承認される余地すらありませんでした。

現在では、東洋由来の生薬を使用した医薬品は、3品目がＴＨＲに承認されています。漢方医学で補血薬に分類され、月経困難症や更年期障害などに使用される当帰芍薬散（とうきしゃくやくさん）の構成生薬である芍薬（シャクヤク）が更年期障害におけるホットフラッシュ改善薬として11年2月に、また人参（オタネニンジン）が疲労回復薬、当帰芍薬散に配合される当帰（トウキ）（日本のものとは同属ですが種は異なる）が、なぜか胃痛、むかつき、嘔吐に対する緩和薬として13年4月に承認されています。

従って、ヨーロッパにおいては、中国伝統医学で使用される生薬やそれを用いた製品は、各国で定めている食薬区分で食品とみなされるものに限り、あくまで食品として流通していることになります。ヨーロッパにおいて食薬区分や処方せん医薬品・一般用（ＯＴＣ）医薬品の区別は国によって異なっていて、例えば、記憶力や認知症の改善効果があるとされるイチョウ葉は、アイルランドでは入手するためには医師からの処方せんが必要な医薬品ですが、イギリスではドラッグストアで処方せんなしに入手できるＴＨＲに承認されたＯＴＣ医薬品として販売され、イタリアでは食品（フードサプリメント）扱いになっています。

ヨーロッパにおいても、食品におけるヘルスクレーム(何らかの健康に対する提示、強調表示)は制限されており、ビタミンやミネラルなどの栄養素については疾病予防に関する表示が可能なものの、中国伝統医学的な効能効果を表示することは認められません。一般の人はそのような植物由来製剤や生薬に関する使用方法は分かりません。そこで、ヨーロッパには医師、薬剤師という法的に認められた医療従事者以外にも、植物療法を施行するプラクティショナーと呼ばれる専門家達がいます。このプラクティショナーという職種についてはヨーロッパ各国で共通した法的な登録制度はなく、各国にある専門家団体が民間として設立した専門学校や大学において養成され、独自の治療・販売に関するガイドラインに従って植物由来製品を販売しています。その専門家集団の中には、ヨーロッパにおける伝統的な植物療法を行うものもあれば、中国伝統医学に基づいた医療を行うものもあります。従って、ヨーロッパにおいても、食品として認められる生薬を使った中国伝統医学に基づいた医療が実践されていることになります。

やっぱり品質に問題が

食品として生薬が流通するときは、効能効果を標ぼうできないうえに品質も保証されない点で、ヨーロッパでもアメリカと同様の問題を抱えていて、実際に合成医薬品入りの植物由来製品、粗悪品、偽造品などが流通し、健康被害も生じています。第14話で紹介したアリストロキア酸含有生薬による腎障害の事例のほか、絶滅危惧動植物を利用した「食品」が販売されていた例も報告されています。

また、現在では重金属汚染が深刻なようです。13年9月の日本国内における各種報道によれば、イギリス医療製品規制庁が14年から無認可中国伝統医薬品（著者注、THRの承認のない中国伝統医学で使用する「食品」のことを指すと思われる）の販売を全面的に禁止するとの報道がなされました。この時にやり玉に挙げられた製品は牛黄解毒片（ごおうげどくへん）という製品で、基準以上の水銀が検出されたとのことです。この牛黄解毒片の中国伝統医学における元々の処方では朱砂（硫化水銀）を配合することになっており、伝統に従って製造すると水銀が検出されるのは当たり前な状態になっていました。しかし、現代において水銀を経口投与する医薬品や「食品」に配合することはナンセンスです。牛黄解毒片は第二類医薬品として日本でも販売されており、使用されている生薬製剤ですが、日本で正規の医薬品として販売されているものには水銀は配合されていません。しかし、インターネット上で購入できる商品については、その保証がない可能性もあり、注意が必要かもしれません。

第25話 日本の新しい西洋ハーブ医薬品

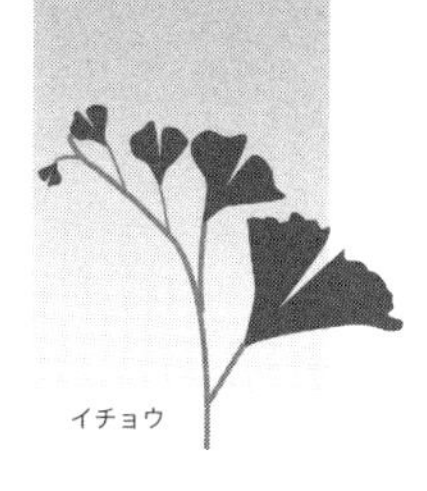
イチョウ

薬用植物を原料とする製品が医薬品ではなく食品として販売されるときは、効能の表示があいまいなうえに、不純物を含んだ粗悪品や偽造品や含量不足である商品が流通していて、それが世界共通の問題となっていることをこれまで紹介してきました。日本ではその問題を少しでも解決するべく、薬用植物由来の製品を品質や効能効果の保証がある一般用（ＯＴＣ）医薬品として認可する取り組みがなされ、近年、実際に上市されたことを紹介します。

03年6月、厚生労働省は「一般用医薬品としての生薬製剤（西洋ハーブを含む）の審査のあり方に関する検討会」を発足させました。当時の日本でも、さまざまな薬用植物を原料にした製品があいまいな健康に対する作用を標ぼうしながら食品として流通していました。それらの中には、前回紹介したようなセントジョーンズワートやイチョウ葉のようなヨーロッパでは効能効果が認められた医薬品として使用されているものもありますが、日本でそれらが効能効果を標ぼうするためには、高額な費用と数年以上の期間を必要とする臨床試験を行って多くの資料を準備して、厚生労働省に新しい一般用医薬品（生薬製剤）として承認してもらう申請をする必要がありました。それまで認可されていた生薬製剤や漢方製剤などの一般用医薬品で標ぼうされている効能効果は、旧知の個々の生薬であらかじめ決められている効能効果や、漢方医学に基づいた経験的な効能であらかじめ決定されたものに限られており、いわば臨床試験のないまま認められた既得権のようなもので、70年代以降では新しい効能の追加は認められていませんでした。それを、西洋ハーブについてはヨーロッパで行われた臨床試験データを使用できるように規制緩和して、医療用には存在しない、ダイレクトOTC医薬品としての申請を受け付ける検討を行うためのものでした。

そして07年3月、厚生労働省医薬食品局審査管理課は、ヨーロッパで一般用医薬品として汎用されている生薬製剤（西洋ハーブ製剤）を日本国内で一般用医薬品として承認申請する際に、海外の臨床試験データや論文なども利用できることを承認しました。申請区分は「新有効成分含有医薬品」とされましたが、全く新規の有効成分とは異なり、ヨーロッパで長年にわたって汎用され、すでにヨーロッパ規制当局の審査をクリアしている品目であるということで、従来までの審査水準を維持しながら承認申請のための負担が大幅に軽減されることになりました。申請する際には、国内で承認申請を予定している生薬製剤と品質が同等と考えられる製剤が用いられ、同様の効能効果・用法用量で実施された臨床試験で、外国において承認申請資料として提出されたもの、あるいは信頼できる学術雑誌に掲載された比較臨床試験成績など一定条件を満たす精密で客観的な臨床試験データを提出し、追加として日本人での安全性確認を目的とした臨床試験成績を提出すすれば、承認可否の判断を可能としました。また、添付資料として、基原となる植物や使用された部位、栽培・加工方法に関する資料を提出することも定められました。

その後、ドイツ系の日本ベーリンガーインゲルハイム社が、赤ブドウ葉乾燥エキスを利用した足のむくみに対する医薬品、ゼリア新薬工業がペパーミント油を利用した過敏性腸症候群に対する医薬品とチェストベリー果実を利用した月経前症候群に対する医薬品の臨床試験を開始しました。そして、11年に「赤ブドウ葉乾燥エキス混合物」を新規有効成分とした一般用医薬品（ダイレクトOTC医薬品）が、14年4月には「チェストベリー乾燥エキス」を新規有効成分とした医薬品が、それぞれ厚生労働省から承認され、前者は13年5月にベーリンガーインゲルハイムグループのエスエス製薬から、後者は14年9月にゼリア新薬から実際に上市されました。それらは日本では全く新規の有効成分となることから、薬局において薬剤師が販売することが義務づけられている第一類医薬品として認可されており、また、ダイレクトOTC医薬品でありリスク評価が修了していないため、どちらもインターネット販売が出来ない品目の中に含まれています。

エスエス製薬によれば、この「赤ブドウ葉乾燥エキス混合物」を利用した製品の原型となる医薬品は、69年にドイツで誕生し、00年にはドイツ以外の国でも販売を開始し、現在では世界25カ国以上で販売されているとのことです。また、この「赤ブドウ葉乾燥エキス混合物」製品は、承認から販売されるまで通常は数ヵ月で済むところを2年間もかかっており、西洋ハーブ医薬品というまったく新しい医薬品をどのように市場に売り込むかというマーケティング戦略の構築に時間がかかったとのことです。

日本で流通している一般的なブドウは、ヨーロッパ系、アメリカ系、東アジア系のブドウの交配種で、*Vitis species* としか学名を表現できないのですが、「赤ブドウ葉乾燥エキス混合物」の原料となるブドウは、ヨーロッパブドウ *Vitis vinifera* の葉を原料とします。ただ、ヨーロッパブドウはワインの原料として利用されていますので、さまざまな品種があり、その名称だけでは植物の個体には大きなバラツキがあります。ヨーロッパブドウの葉は、96年にフランス薬局方に収載され、その後ヨーロッパ薬局方にもそのまま収載されていますが、10年に規定された欧州医薬品庁の植物由来医薬品委員会（ＨＭＰＣ）のモノグラフでは、*Vitis vinifera* var. *tinctoria* の葉と、変種まで規定しています。そして、ＨＭＰＣのモノグラフでは、その水抽出エキスを治療に用いる際の指示として、慢性静脈還流障害、特に下肢のむくみ、渦状静脈、ふくらはぎのだるさ、痛み、疲れ、かゆみ、けいれんとこむら返りに対する有用性がよく確立されている、と記載されています。モノグラフに記載されている含有成分はイソケルシトリンなどのフラボノイド配糖体などで、その含量は総フラボノイドとして3～7％とされています。エスエス製薬から販売されている製品も、このモノグラフに基づいた素材を使用しているそうで、効能効果もその記載をおおむね踏襲しています。その他の含有成分としては、エピガロカテキンなどのタンニン類、シアニジン配糖体などのアントシアニン類、フランス人が欧米食を摂取しているにもかかわらず心臓病罹患率が比較的低いというフレンチパラドックスの有効成分として知られているレスベラトロールなどが含まれているようです。

一方、チェストベリーは、地中海沿岸、西アジア地域を原産地とするクマズッヅラ科ハマゴウ属の落葉樹、チェストツリー *Vitex agnus-castus* の果実で、ヨーロッパで古くから使用されてきた民間薬です。ＨＭＰＣのモノグラフでも月経前症候群に対する有用性が確立されていると記載されています。

混乱の要素も

さて、赤ブドウの葉もチェストベリーも、第3話で解説した「食薬区分」では食品に分類されていますので、エスエス製薬、ゼリア新薬が一般用医薬品として販売する前から、具体的な効能効果を標ぼうしない限りは食品として販売されていましたし、現在でも赤ブドウ葉やチェストベリーを単独で含む製品や、それらに赤ブドウ種子やその他の薬用植物素材を合わせた機能性食品が販売されています。そういう意味では、「赤ブドウ葉乾燥葉エキス」「チェストベリー乾燥エキス」を利用した製品の中で、両社から上市され一般用医薬品となった製品では、効能効果がはっきりと明示され、かつ品質が保証されているという点で優位性があると言えます。

一方で、この「食薬区分」で「専ら医薬品」として判断されるための基準「①専ら医薬品として使用実態のあるもの、②毒性、毒劇物を含むもの…」から考えると、赤ブドウの葉もチェストベリーもリスク評価が終了していない要指導医薬品の原料としての使用実態があるのですから、①の基準により赤ブドウ葉とチェストベリーが「専ら医薬品」として分類される可能性があるものになりました。しかし、これから赤ブドウ葉とチェストベリーが「専ら医薬品」となれば、現在、市場に食品として流通している赤ブドウ葉、チェストベリー由来を含む機能性食品が販売できなくなり、また赤ブドウ葉は赤ワインの着色料という食品添加物としても使用されていますので、市場の混乱は避けられません。また、いくつかの生薬は、「食薬区分」で食品に分類されていても実際には医薬品の原料として使用されているものもあり、食品と専ら医薬品の境界は素材レベルではあいまいなままになっています。今後は、この「食薬区分」の境界の基準ついて、その整合性をそろえるための議論が必要になるかもしれません。

第26話 生物の多様性に関する条約

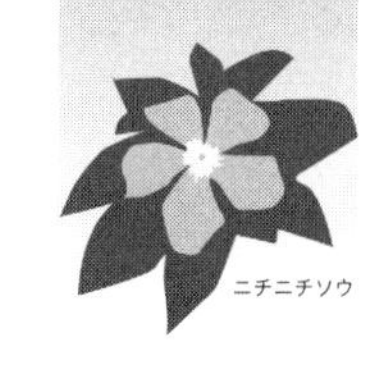

今回は「生物の多様性に関する条約（以下、生物多様性条約と略す）」という、一見すると生薬や漢方薬とは関係がなさそうな用語を解説します。

生物多様性（Biological Diversity）とは、現在の地球上にさまざまな種類の生物が生息していてそのバラエティーに富んでいることと、その生物間で何らかの連携が行われていることを指します。地球が誕生してから約46億年、一番最初の原始生命体が誕生してから約40億年、その間、生命体はさまざまな生物に進化し、現在２００万から1億種の生物が生息していると推定されています。それら生命体は、種一つひとつに個性があり、決して単独では生命を維持することが出来ず、すべて直接的、間接的に支えあって生きています。

ところが、近代からの急激な科学技術の発達の結果、自然環境が汚染されて生物の生息地が破壊されたり、外来種が人為的に導入されたり、あるいは象牙や犀角（サイの角）のように換金できる商品が取れる生物については乱獲により、世界全体で数百万以上の生物種が危機にさらされ、1年間で最大14万種の絶滅があるとまで推定され、生物多様性がこれまでにない早さで刻一刻と失われています。植物においても生物多様性の危機は例外ではなく、国際自然保護連合10年のデータでは、絶滅のおそれのある植物の種は1万8351種あります。薬用植物については、他の植物と比較すれば商品としての価値がありますので、乱獲による絶滅の危惧はおおいに懸念されるところです。

そこで、環境保護団体の要請を受け、92年にブラジルのリオデジャネイロで開催された国連環境開発会議（UNCED）で生物多様性条約の調印式が行われ、168の国・機関が署名、93年に発効しました。この条約では、生物多様性を「ある地域における遺伝的多様性（同じ種の中での個体間の違いと、個体群間の違いの両方を含む）、種多様性（多くの種が生息していること）、生態系の多様性（より高次の水準、すなわち生態系における多様性）の総体」の3つのレベルでとらえ、条約の目的は、①生物多様性の保全、②生物多様性の構成要素の持続可能な利用、③遺伝資源の利用から生ずる利益の公正かつ衡平な配分、となっています。現在では事務局はカナダのモントリオールにおかれ、192カ国とEUが締結していますが、後述する理由のためにアメリカは批准していません。

生薬を国際取引する際に係わる条約としては、それまでにも「絶滅のおそれのある野生動植物の種の国際取引に関する条約（ワシントン条約）」があります。この条約では、野生生物の国際取引が乱獲を招き、種の存続が脅かされることがないよう、取引の規制を図ることを目的とし、絶滅が危惧されて条約の附属書に記載された生物種を用いた商品がその影響を受けます。

生薬については、犀角や熊胆（クマの胆のう）などが、影響を受けています。ワシントン条約では、絶滅が危惧されていても商品として国際取引されていない生物については規制対象とはなっていないのに対して、生物多様性条約では特定の生物や特定の生息地を対象とするのではなく、野生生物保護の枠組みを広げ、地球上の生物の多様性を包括的に保全することが目的となっていて、生物多様性の保全だけでなく持続可能な利用を目指すことも特徴のひとつとなっています。

漢方薬への影響

さて、10年に第10回生物多様性条約締結国会議（COP10）が、筆者の地元である名古屋で開催されました。以上に述べたような「生物多様性の保全」が目的で、自然環境を守って今後もいかに生物を絶滅から守っていくか、という主旨に賛同する方は多くおられますので、ホスト役となる名古屋市では「生きもの地球会議」という愛称を用いて市全体で開催をサポートする体制を整え、本学でも多くの学生がボランティアとして会議の準備や運営に関係していました。そして、愛知目標と名古屋議定書などが採択されて無事に閉幕しました。愛知目標は、11年以降の戦略計画として人類が自然と共生する世界を50年までに実現することを目的として、主には先進国の資金により開発途上国の取組を支援する資金援助、および先進国の技術を開発

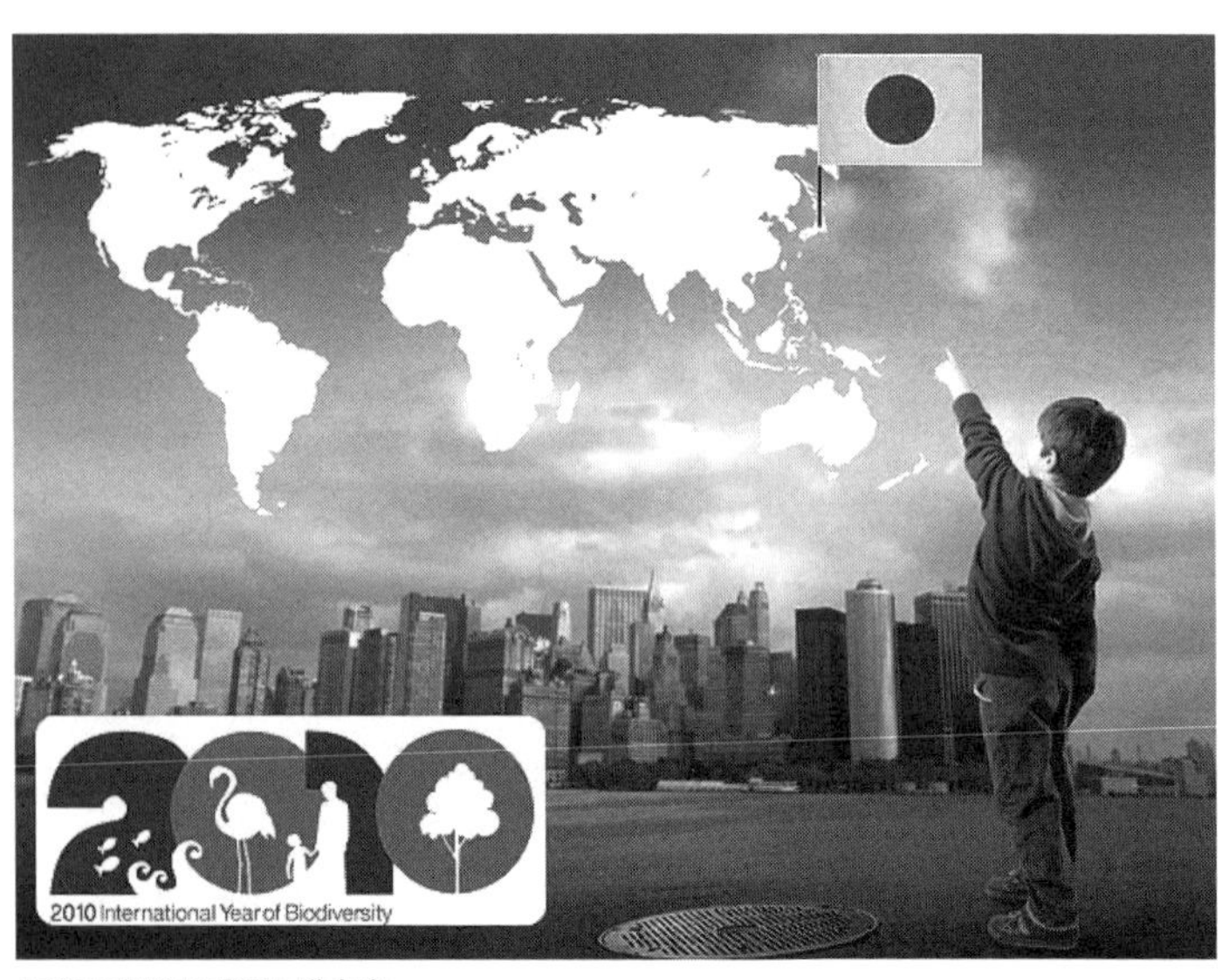

医薬品業界に重要な議定書

途上国に提供することにより、自然環境を保護して生物多様性の損失に歯止めをかける戦略目標が記載されています。こちらについては各国が努力する方向としては概ね強い反論もなく、採択は容易だったのですが、問題となったのは名古屋議定書のほうで、一時は採択できないのではないかと懸念されたほどおおいにもめました。

名古屋議定書の正式名称は、「生物の多様性に関する条約の遺伝資源の取得の機会及びその利用から生ずる利益の公正かつ衡平な配分に関する名古屋議定書」です。この「遺伝資源の利用から生ずる利益の公正かつ衡平な配分（ABS）」の項目が、先進国（利用国）と後進国（資源提供国）との間で利害が完全に対立していました。

これまで先進国では、後進国に存在する

生物資源を利用して新たな医薬品や食品を開発し、利益を上げてきました。具体的な例としては、抗生物質のエリスロマイシンは、フィリピンの土から単離された放線菌が産生する化合物、抗がん薬のビンクリスチンは、マダガスカルに自生していたニチニチソウから単離された化合物で、どちらもアメリカの製薬企業、イーライリリー社が開発しました。しかし、それによって得られた利益が後進国に何ら還元されてこなかったこと、すなわちフィリピンやマダガスカルにどれくらいの利益が還元されるべきであったか、という点が議論となりました。アメリカの立場は、遺伝資源に国家の主権は認められるべきでなく、実際にその医薬品の開発により多くの人々の生命が救われるのだから、人類共有の資産と考えるべきとして、この生物多様性条約自体を批准していません。一方で、そうした医薬品は概ね高価なので、後進国に住む人が簡単には利用できない、というのも事実です。

議論は、資源提供国の権利をどこまで尊重するか、で分かれました。極端なことを言えば、トマトの原産地は南米ペルーなので、世界中で使用されたトマトで得られる利益はすべてペルーに還元しなければならない、ということになるからです。この議論が通れば、漢方薬を日本で使用するためには、原料となる多くの生薬は中国で生産されているだけでなく、そもそも漢方医学における知識についても中国は知的財産としての権利を主張していますので、日本で漢方薬を販売した事により生じる利益だけでなく、診療報酬で得られる利益の一部まで中国に利用料を支払うことになってしまいます。

結局、採択された名古屋議定書では過去には遡らないことになり、今後、遺伝資源を国際的に利用する際には、資源提供国と利用国間でその資源から得られるであろう利益配分についてあらかじめ合意した条件に沿って行うことが必要、などの文言が記載されました。従って、筆者たちが発展途上国にある植物から医薬品を開発しようとするときは、その植物をその国から持ち出す際に当局と利益配分についてあらかじめ契約をしなければならなくなりました。漢方薬についても、中国が主張している知的財産はすでに日本に移って数百年の歴史を経ていますので、不問となりました。ただ、日本はこの条約を批准していますので、これからの植物や微生物から得られる化合物を利用した新薬開発のスピードが落ちる可能性がありますし、中国で開発された新しい生薬を日本で利用する際には問題となってきます。この名古屋議定書が定めたＡＢＳについては、生薬・漢方薬の関係者だけでなく、医薬品開発に係わるすべての分野の業界や研究者は、よく学んでおく必要がありそうです。

第27話 ISO問題

ホオノキ

前回、中国が中国伝統医学（中医学）の知識を知的財産としての権利を主張しているという話をしました。これの具体的な現れが、ISO問題です。

ISOは国際標準化機構の略語で、電気・通信及び電子技術分野を除く全産業分野（鉱工業、農業、医薬品等）に関する国際規格の作成を行っている機関のことです。ISOの目的は、国家間の製品やサービスの交換を助けるためにさまざまな規格を標準化することにより、知的、科学的、技術的、そして経済的活動における国家間協力を発展させることです。

ISOには現在160ヵ国以上が加盟し、さまざまな産業分野で1万8000余りの国際規格が定められています。特に95年に世界貿易機関（WTO）が発足して以降は、加盟国が商品を輸出入する際にはその商品がISOの国際標準に合致することが義務となっています。

国際標準化による身近なメリットの例としては、ISOの対象外ですが（電子関係は国際電気標準会議、IECが行う）、日本で購入した乾電池を海外の電気機器でも使用できるとか、海外で購入したCDやDVDを日本でも再生することが出来るなど、各国でその商品の規格が異なっていると利用者にたいへんな不便があるような内容です。この国際標準化というのは企業にとっても大きなメリットがあり、かつてビクターが提唱したビデオのＶＨＳ規格が性能面ではソニーが開発したベータ規格よりも劣っていたにもかかわらず大成功したように、一企業が開発した製品の規格が国際標準化されれば特許や生産規模増大により大きな収入が期待できるうえに、輸出相手国に合わせて異なる生産体制をとる必要がなくなり、逆に国際標準化されていなければ自社製品を海外へ輸出することが困難になるなど、標準を握る特定企業に独占的な利益をもたらすことになるために積極的に狙うべきものとなっており、「国際標準を制するものが市場を制する」とも言われています。

さて、もともとＩＳＯは、各国間の貿易の障壁を取り払うためにネジや紙などの工業製品を対象に規格を定めるものです。ところが、ここへ中国が中医学で使用する生薬、機器だけでなく、用語や治療法に関する知識、免許についても国際標準化しようと提案してきました。西洋医学で用いる注射針など医療機器の品質管理にはＩＳＯ規格はありますが、医師免許や医薬品そのものにはないので、全くの新しい試みとなります。

09年、中国が提案した中医学に関する専門委員会（ＴＣ）の設置がＩＳＯ本部へ申請され、各加盟国が1国1票で投票を行った結果、日本は反対したものの賛成多数となり、ＴＣ２４９（伝統的中国医療）の設置が承認されて上海に事務局が置かれることとなりました。この委員会には20カ国が参加し、オブザーバは10カ国で運営されています。

国策と手弁当

中国では、この中医学に関する国際標準化事業を国家プロジェクトとしており、11年に59億5000万元（日本円で約730億円）もの額を政府が投資して、政府主導で行っています。その目的は、中国産の生薬や鍼などを国際取引、あるいはそれらの品質や安全性を認証するためのビジネスで主導権をとり、中国一国の経済的利権を確保するための利己主義的なものと言うことができます。また、中国の広い国土においては地方の農村部まで中医学の標準化が出来ておらず、この国際標準を通じて中国国内全体で患者を診ている中医師の質の向上や患者の信頼獲得にも役立てようとしているとも言われています。

TC249には、現在5つのワークグループ（WG）があり、各グループで標準化のための項目を分けて検討しています。WG1は、中医学で使用する生薬とその品質の確認試験法、WG2は生薬の調製方法やそれを用いた製剤（中成薬）とそれらの品質確認試験方法、WG3は鍼、WG4は鍼以外に中医学で使用する医療器具に関して、それぞれの品質規格と安全性について検討しており、WG5は中医学に関する用語、診断・治療方法、教育法、医師免許についての規格について検討しています。

これまで解説してきたように、漢方医学は古代の中国医学を起源としてはいますが14世紀頃からは独自に発展していきましたので、現在の中医学と日本の漢方医学では、医学理論や使用する生薬についてまでけっこう異なっています。もしＷＧ１やＷＧ２で、中国で使用されている生薬や中成薬が国際標準規格になってしまうと、日本の生薬や漢方エキス製剤は国際取引ができない商品となってしまい、現在、日本国内で使用されている生薬の自給率は1割程度ですから原料の調達そのものが困難となり、原料の面から漢方薬の使用が出来なくなる可能性が想定されます。日本では日本国内で使用される生薬やそれを用いた医薬品の最低限の品質規格を規定している『日本薬局方』や『医薬品製造指針』という公定書がありますが、中国式のものが国際標準となれば、それらをわざわざ品質管理技術の甘い中国と同じレベルに変更したり、第20話で紹介した日本人の体質に合った生薬を使えなくなり中国の規格に沿った生薬を使用しなくてはならなくなるかもしれません。また、ＷＧ５で中医学の医師免許までも国際標準化されてしまうと、日本国内の医師法や薬剤師法などにも影響が出る可能性もあります。

現在、ＴＣ２４９に提案されている多くの項目が、国際標準化までは至っていませんが、いずれも中国の強い主導権をもとに議論が進められており、日本や独自の伝統医学を有していて日本と同じような影響を受ける韓国は押され気味となっています。何しろ、中国は国家プロジェクトとして取り組んでいるため、国際会議に派遣している関係者の人数も多く、派遣費用もすべて政府負担です。一方、日本では日本東洋医学会、日本生薬学会、和漢医薬学会、全日本鍼灸学会の４学会と、北里大学東洋医学総合研究所と富山大学和漢薬研究所の２つのＷＨＯ研究協力センターがもととなって、日本東洋医学サミット会議（略称ＪＬＯＭ）を設立して対応しており、いわば学会負担で関係者を派遣しているために人数も少なく、実際には有志が手弁当で交渉しているのが現実です。実際に、ＴＣ２４９参加22ヵ国中、政府主導で参加している国は14ヵ国で、日本は少数派になるのですが、日本政府の関心は低く、厚生労働科学研究費としてわずかに支援しているだけになります。

さてこれまでは、この中国が現在行っている国家戦略を中国の利権確保のための手段という見方で紹介してきましたが、別の見方をすることも出来ます。中国側から表向きの標準化の狙いは、中医学を利用した医療はすでに１６０ヵ国に広がっているものの、誤ったものや品質の悪い生薬や鍼を用いたことによる被害も起こっており、中医学で用いる医薬品や医療機器の標準化を行うことにより各国でそれらが規範になって、安全性と有用性を保つことが出来るようになる、と主張しているのです。

近世以降、欧米諸国をはじめとした世界各地に中国大陸から移民として定住した華僑または華人と呼ばれる人たちは、それぞれの国内でコミュニティーを作りながら、中国伝統医学に基づいた医療を行ってきました。そして、90年代からの世界的な補完代替医療ブームの中で、それぞれの国内に住んでいる人たちからの中国伝統医学に対する期待も大きくなっていました。しかし、多くの国において通常は独自の医療保険サービスシステムを持っていますので、中国伝統医学は正規の医療となることはなく、診療する医師は無資格診療となっていました。そのため、正規の教育を受けていないニセ医師や、医療事故が起こるなどの問題が生じ、それぞれの国内で何らかの法律制度による管理が求められていました。このような世界的な視野からすれば、中国の国家戦略は、西洋医学と並ぶもう一つの主流医学としての中国伝統医学を，世界各国に普及し合法化させるための活動のひとつの集約点と言えるかもしれません。

第28話 生薬・漢方薬の分類法

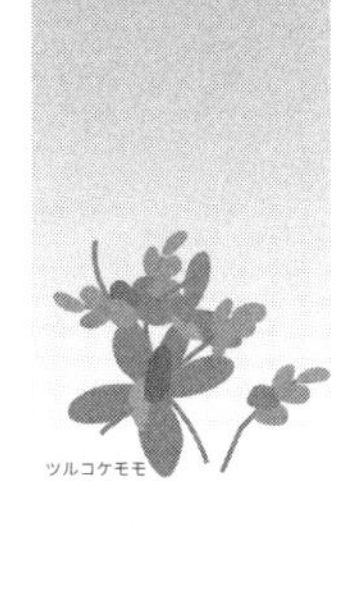

前話では、ＩＳＯ問題のお話をしましたが、そのＴＣ２４９（中国伝統医療）に関する第５回全体会議が14年5月26日～29日に京都で開催されました。日本がホスト国として開催したわけですが、日本からの参加メンバーが約40名に対して、中国からの参加者が約１００名と圧倒的な勢いを見せつけていました。韓国からは約40名で、それなりに影響力を示し、その他、アメリカ、オーストラリア、ドイツ、イタリア、インド、香港、タイなどからの参加がありました。筆者はここのＷＧ５（用語、診断・治療方法、教育法）のメンバーとして参加しました。用語とは、中国伝統医療で使用する生薬とその処方についての定義のことです。本書の内容に多いに関係しますので、少し述べさせて頂きます。

中国からの提案

中国からは、まず生薬名とその定義、すなわち、基原動植物とその薬用部位の一覧表が提案されました。驚くべきことに、その表では個々の生薬がまず中国語の簡体字で表記され、その順は中国語の発音（ピンイン）のアルファベット順でした。国際標準化するものに対して、中国語で表記するという全くあり得ないこの提案には各国から批判が集中しました。結局、中国からの提案者も折れて、学問の基礎として世界共通であるラテン語を基礎とし、中国語名、日本語名、韓国語名をアルファベットで並列して表記することを再提案してきました。しかし、それでも日本や韓国にとってはとても納得できるものではありません。そもそも第20話で紹介したように、日本と中国とでは簡体字と日本語の漢字が同じとなる生薬でも異なる基原動植物をそれぞれ当てていることがあり、それは韓国でも同様です。日本と韓国の代表団は、この表を中国国内限定として、日本と韓国をこの表のスコープから外すように主張しましたが、ヨーロッパからはそれは小さな違いなのだから日本と韓国は妥協してこれでまとめるよう中国を擁護し、議論は紛糾しました。中国の提案者からは、まずは日本と韓国もそれぞれ独自の生薬の一覧表を作成し、それらを合わせて最終的にはまとまった表を作成できるように、と協力を求められましたが、日本と韓国からは、それは不可能と突っぱねました。結局、中国、日本、韓国でそれぞれ別々に、各国内で使用されている生薬の定義となる表を作成して、それらを並列させることで、次の会議にそれぞれの国が提案することとなりました。

次に、中国から生薬のコード表と、複数の生薬を一定の割合で混合して調製した処方の定義およびコード表が提案されました。生薬については、基原動植物の科名で3ケタの数字を、薬用部位で2ケタの数字、そのひとつのカテゴリーの中での順番で2ケタ、加工法で1ケタの数字を割り当て、合計10ケタの数字でコード番号を与える方法、処方については現代中医学で中国政府が標準化した処方の分類方法に3ケタの数字、そのひとつのカテゴリーの中での順番で3ケタの数字を割り当て、合計10ケタとした数字のコード表が提案されました。これについても日本と韓国は、この表は中国国内でしか通用しないものであり国際標準化にはなじまないことから、中国独自のものとしてスコープから日本と韓国を外すか、日本と韓国独自の表を並列させることを主張し、中国としては日本と韓国が外れると国際標準化とならないことから、日本と韓国それぞれ独自のコード表を並列させることを了承し、何とか会議がまとまりました。

全体の印象として、中国の提案者はあくまで事務方かビジネスパーソンで、中国伝統医療で使用する医薬品を単なる商品としてしか理解していないようでした。提案者は、日本も韓国も中国と同じ生薬・処方が使用されているのに、なぜ一緒にまとまることが出来ないのか、と嘆いていましたが、あまりに井の中の蛙状態で、中国移民がそれぞれの国で中国のやり方で中国伝統医療を実施した欧米各国と異なり、日本や韓国では古代中国大陸の医学理論を長い歴史の中でそれぞれ独自に発展させ、異なる伝統医学理論を構築していった結果、同じ用語でも意味が異なるようになってしまったという歴史的な変遷を学んでいないようでした。

生薬・漢方薬の分類方法

さて、TC249第5回全体会議を終え、次回の会議に向け、日本独自の生薬とその混合物である処方（漢方薬）の定義をまとめた一覧表を作成しなければならなくなりました。日本で公的な生薬の定義は、本書で何度も登場している『日本薬局方』がありますし、漢方薬の定義も、医療用医薬品として漢方エキス製剤148処方、一般用漢方製剤294処方について、それぞれの処方の構成生薬と効能・効果が公的に規定されています。これらを英訳して一覧表にすればよいので、それ自体は単純作業で済みます。ただ、単に生薬、漢方薬にコード番号を順番に付けてもあまり意味の無い数字となるため、せっかく国際標準化に載せるのなら消費者のニーズに合う意味のある数字を当ててコード化するべき、と考えます。ちなみに、日本薬局方は生薬名のアイウエオ順、医療用漢方エキス製剤は、薬価基準の中では漢方製剤という大きなくくりの中に処方名のアイウエオ順で、一般用漢方製剤も294処方の基礎となった210処方についてまずアイウエオ順で並べられ、その関連処方が追加されて294処方となっています。すなわち、日本では、公的な生薬、漢方薬の分類がなく、単にアイウエオ順に並べられているだけなのです。中国において生薬、漢方薬の公的な分類が効能という消費者が使いやすい形で完成しているのは、中国政府の力によるところが大きいと思われます。日本での生薬・漢方薬の使い方は、各流派の医師、薬剤師で大きく異なり、分類についても各流派で異なって作成されていますので、日本国全体でまとめることはおそらく不可能です。

もし、日本国内で統一できる分類方法として使用可能なものは、漢方エキス製剤を保険適応するときの病名、通称、レセプト病名です。この病名は、第8話で述べたように、本来の漢方医学における適応を反映したものではなく、西洋医学的な病名を強引に当てはめたもので必ずしも正しいとは言えないのですが、漢方薬の使い方について公的に認めたものとなります。また、一般用漢方製剤にも同様に公的に認められた効能・効果が規定されています。このことから、この個々の病名を精神神経系、消化器系、循環器系などのより大きな疾病分類の中にぶら下げ、それに適応をもつ漢方薬を割り当てることで、ひとつの漢方薬が複数のカテゴリーに分類されることにはなりますが、公的な情報を利用した分類法が理論上は可能です。

さて、これを生薬で行うことは可能でしょうか。実は、個々の生薬の効能・効果で公的に認められたものは、西洋医学的に利用できる約30種類ほどの一部の生薬のみ、すなわち、一般用医薬品の「消化管用薬」にオウバク、オウレンなどが、「呼吸器官用薬」にカンゾウ、キキョウなどが、「滋養強壮保健薬」にゴオウ、ニンジンなどが規定されているだけです。漢方薬の原料として使用されている生薬については、公的な個別の効能・効果がなく、例えば、保険で認められている医療用生薬の適応は、「漢方処方の調剤に用いる」または「生薬製剤（処方）の調剤（原料として）に用いる」と規定されています。従って、生薬学の教科書に記載されている生薬に関する効能・効果の大部分は、公的に認められたものではなく、各著者が各自の責任でもって述べているだけになります。このことから、生薬について日本全体で一致できるのは、個々の生薬の基原動植物の科名で分類するか、皮、根、果実などの薬用部位で分類するくらいでしょうか。

第29話 漢方医学の流派

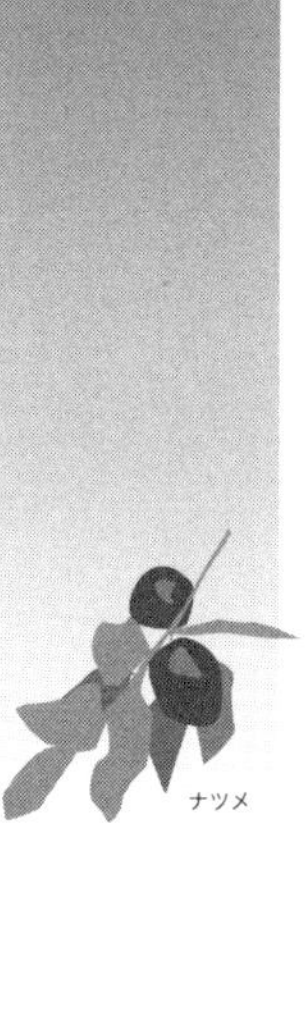

日本での生薬・漢方薬の使い方は、各流派の医師、薬剤師で大きく異なるため、生薬・漢方薬の分類を統一することが出来ないと述べました。今回は、その流派の違いについてのお話です。

まず、漢方医学の定義は、第19話で解説したように、「古代中国医学を起源として日本で独自に発展させた日本の伝統医学」であり、漢方薬とは「漢方医学の理論に基づいて複数の生薬を組み合わせた処方」のことを指します。古代中国医学では、基礎医学理論を述べた『黄帝内経（素問・霊枢）』（紀元前2世紀頃）、薬物書である『神農本草経』（1～3世紀頃）、薬物治療書である『傷寒雑病論（傷寒論・金匱要略）』（3世紀頃）が三大古典と称され、中国大陸だけでなく、朝鮮半島や日本、東南アジアのおける伝統医学へも影響を与えていました。

日本における三大流派

漢方医学で記録に残る最も古い流派は、16世紀の医師、曲直瀬道三を始祖とする後世派です。

曲直瀬はその時代の中国大陸（明）の医学を日本へ導入し、独自の理論を構築しました。それは、その後200年にわたり、日本の医学の主流となりました。曲直瀬は基本理論に東洋思想の陰陽五行説を取り入れ、架空の臓器である五臓六腑と経絡の働きによって人間の生理現象を説明し（生理学）、その異常を病気ととらえ（病理学）、その病因を改善するような薬物を組み合わせて治療する（薬物治療学）という、察証弁治（さっしょうべんち）という診断・治療システムを確立しました。

それに対して、17世紀後半に入り、吉益東洞（よしますとうどう）を代表とする古方派と呼ばれる流派が台頭してきました。古方派は、①明医学に用いられている医学理論は、目に見えないものを勝手に解釈した空理空論である、②そのもとになっている『黄帝内経』は、読んでも何が書いてあるか分からず、疾病の治療に応用できない、③治療に応用できるのは『傷寒雑病論』の記述とそのなかに書かれている処方であり、『傷寒雑病論』に述べられている法則こそが重要である、と主張しました。確かに、『傷寒雑病論』は、○○という症状を持つ患者に対しては、△△湯を飲ませなさい、という記述（方証相対）が羅列され、その通りに治療を行うと患者の症状が改善することが多いので、臨床家にとってはたいへん都合のよい書籍です。しかし、どうしてその処方を使えば治るのかの議論は全くなく、生理学、病理学を問わないでブラックボックス化してしまい、『傷寒雑病論』に述べられている法則の理解を医師個々人の裁量にゆだねてしまいました。『傷寒雑病論』にはさまざまな患者の症状が羅列されているとは言え、すべての患者の症状に対応する事は不可能ですので、法則よりも個々人の経験則（口訣（くけつ））のほうが優先し、学問として理解することが難しくなりました。さらに、『傷寒雑病論』には漢方処方のことは述べられていても、個々の生薬の薬能に関する項目が述べられていないことから、処方が固定化されてしまい、生薬に関する理論が失われてしまいました。

その後、江戸時代後期ごとから両者のよいところを合わせて診療を行う折衷派が現れ、大正天皇の侍医でもあった浅田宗伯などがその代表と言えます。しかし、明治維新以降の急速な近代化の流れの中で、西洋医学が台頭し、漢方医学は衰退していき流派の争いどころではなくなりました。

日本漢方の誕生

昭和初期、浅田流折衷派の木村長久、古方派の大塚敬節、一貫堂流後世派の矢数道明のそれぞれ異なった立場にある3名の医師と、薬学者である清水藤太郎が加わって、『漢方診療の実際』という書籍が41年に出版されました。序文には「多忙な臨床家が何の予備知識もなく、短時日に、しかも容易に漢方医学を習得できる」ことを目的とすることが述べられ、日本において流派の争いよりも各流派がまとまって日本の漢方医学とはいかなるものかを提示した書籍になります。しかし、実際には古方派の意見が強く、方証相対のシステムを残して処方を固定してしまい、そこに配合されている個々の生薬の役割に関する議論は深くなされないままになりました。すべての病気を『傷寒雑病論』の記載のみでは治すことが出来ないので、各医師が経験則（口訣）を提示したり、患者の症候をスコア化したり、現代では西洋医学におけるＥＢＭを駆使するなどして、漢方医学の近代化が図られました。

その後、さまざまな漢方医学に関する書籍が出版されましたが、処方の分類については、『傷寒雑病論』で使われている六病位での分類、処方のメインとなっている生薬による分類、処方が適応する西洋医学的による疾患系列による分類など、個々の著者によってバラバラで、しかも処方に配合される生薬の役割に関する理論は皆無で、漢方医学を学ぶ各人の判断に任せられることになりました。従って、日本漢方において正しい処方や生薬の分類方法は存在しないことになり、公的にはアイウエオ順で表記するしかない状態となりました。

中医学の伝来

そこへ、72年の日中国交正常化以降、中医学が日本へ伝来し、日本漢方とは異なる理論を持っていることがわかってきました。中国大陸では、中華民国の政府は日本と同様、伝統医学を廃止する方針を立て近代化を図ろうとしましたが、その後の中華人民共和国は大陸各地で行われている伝統医学を保護して、西洋医学と共存させる政策を立てました。中国大陸は日本よりも広いので、当然、その伝統医学理論は各地で異なっていましたが、そこは毛沢東の政治力の影

日本漢方と中医学の違い　基本的な思想は同じ

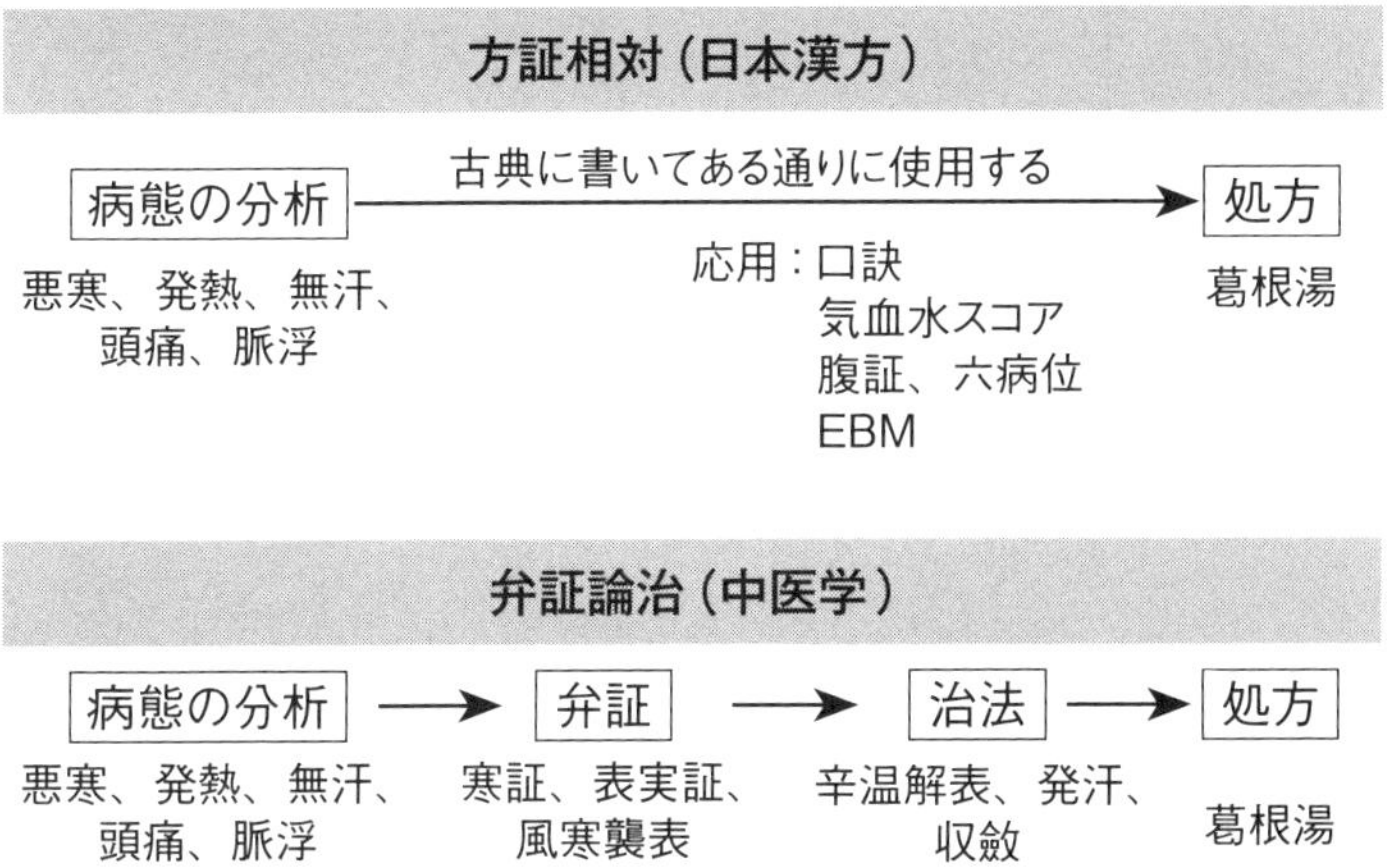

方証相対（日本漢方）

病態の分析 ―古典に書いてある通りに使用する→ 処方

悪寒、発熱、無汗、頭痛、脈浮

応用：口訣
気血水スコア
腹証、六病位
EBM

葛根湯

弁証論治（中医学）

病態の分析 → 弁証 → 治法 → 処方

病態の分析	弁証	治法	処方
悪寒、発熱、無汗、頭痛、脈浮	寒証、表実証、風寒襲表	辛温解表、発汗、収斂	葛根湯

響もあって、統一した理論、すなわち、中医学理論が確立していました。

中医学の特徴は、①患者の病態を「証」としてとらえ、病気の原因を解釈し、それを治療する方法を決定し、それに見合う生薬、処方を決定する（弁証論治）、②個々の生薬に「薬能」が与えられており、基本となる処方に対して比較的自由に生薬を加減する、という特徴を持ち、日本漢方の後世派に近い考え方をします。

実際の中医学で用いられる処方では、配合される生薬は固定されていないため日本よりも多くの種類が存在しますが、個々の生薬に与えられている薬能やその配合理論の考え方は日本漢方で使用する処方にも応用出来るため、日本で認可されている漢方エキス製剤を中医学の考え方で使用することが可能となっています。すなわち、第6話や第9話で紹介している「解表（げひょう）」「清熱（せいねつ）」といった生薬の薬能は中医学理論によるもので、日本漢方で使用する処方において、個々の生薬はそれぞれの薬能が期待されて配合され、それらを合わせることにより処方全体としての作用の方向性を予測することがある程度は可能です。一方、日本漢方の個々の生薬に関する理論は中医学と比較して弱く、第1話で紹介した五味や五性で分類するくらいです。

そのような違いがあるため、現在では中医学における生薬・処方の分類方法や、医学理論を、日本で使用される漢方処方にも適応して臨床を行っている医師、薬剤師が増えてきています。日本漢方も中医学も、お互いに対立するものではなく、どちらも科学的なエビデンスは乏しく発展途上の学問と言えますので、両者からいいとこ取りして新しい伝統医学理論を作ってもよい、と筆者は考えています。

ただ、日本全体の方針として中国の言いなりになることはなかなか認められず、第20話にありますように日本と中国でそもそも使用している生薬の基原が異なっていたりするわけですから、ＩＳＯで中国から圧力をかけられたときに、日本独自の生薬・処方の分類方法を提示する必要があるでしょう。

最終話
漢方薬の教育と研究について

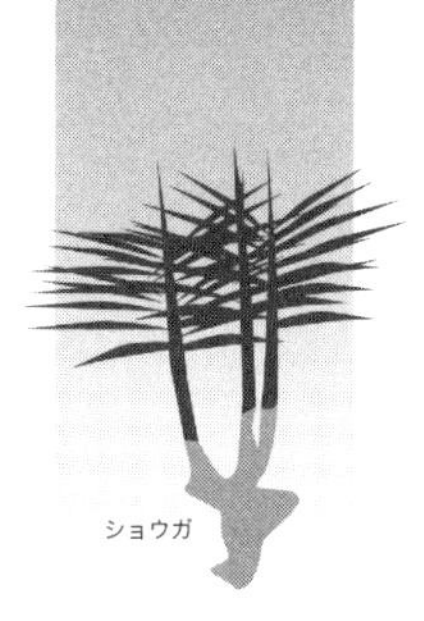
ショウガ

現在では、約９割の医師に漢方薬の処方経験があるほど漢方薬が普及していることをうけて、医学部、薬学部で漢方医薬学に関する教育を行うことが求められてきています。11年３月に公表された医学教育モデル・コア・カリキュラムでは、「基本的診療知識（１）薬物治療の基本原理」の到達目標のひとつに「和漢薬（漢方薬）の特徴や使用の現状について概説できる」という文言があります。これを受け、各大学で最低限の漢方医学に関する教育がなされるようになり、某メーカーの宣伝に寄れば、現在の日本のすべての医学部において８コマ以上の講義がなされているとのことです。

薬学部では、明治時代から「生薬学」という学問がありますので、これまで本連載で解説してきたような個々の生薬の基原や品質評価、用途や含有成分に関する教育は以前からなされていました。しかし、それらはあくまでその時々でのサイエンスとして生薬を取り扱っていますので、漢方薬の原料として使用される生薬についてもすべて西洋医学的に解説していました。すなわち、漢方医学理論に基づいて漢方薬を用いた診療を行う医師に対して適切な医薬品情報を提供できるような内容にはなっていませんでした。02年度版の薬学教育モデル・コア・カリキュラムでは、漢方薬に関する項目は大項目「化学系薬学」の中に小項目として「現代医療の中の生薬・漢方薬」があり、あくまで化学の一部として教えられていました。

ところが、13年12月に公表された新しい薬学教育モデル・コア・カリキュラムでは、化学系薬学に分類されていた漢方薬に関する内容が大項目「医療薬学」へ移り、その中項目「薬理・病態・薬物治療」内の小項目として、新たに「医療の中の漢方薬」が出来ました。そこでは、「漢方の考え方、疾患概念、代表的な漢方薬の適応、副作用や注意事項などに関する基本的事項を修得する」ことを目標に、「日本薬局方に収載される漢方薬の適応となる証、症状や疾患について例示して説明できる」など8つの文言の到達目標が記載されました。これまでは「化学系薬学」として生薬やその他の天然素材の含有成分について教育・研究していた教員が、突然「医療薬学」を教えなくてはならなくなり、日本生薬学会はその対策に追われているところとなっています。

正しい漢方医学は存在しない

医学部、薬学部教育のとりあえずのゴールは、それぞれ学生を医師、薬剤師国家試験に合格させることです。それらの試験はマークシート形式で「正しい」答えを求められますので、選択肢の正誤については、国家試験が行われた時点では誰が何と言おうと絶対的なものでなければなりません。すなわち、「正しい」漢方医薬学の全国統一教科書を作成して、それを用いて学生を教育しなければいけないことになります。

そこで問題となるのは、第29話で紹介した漢方医学の流派による違いです。日本で行われている漢方医学には、大きく分ければ日本漢方と中医学の2つの流派があるのですが、その中にもさまざまな考え方が混在していて、まさにカオスな状態です。本来の漢方医学は、何らかの漢方薬を患者に飲ませたらその症状が改善した、という個々の医師、薬剤師の経験をまとめ、解釈して作られるもので、客観性、普遍性に乏しいものになります。すなわち、生化学的検査値のような客観的な基準を使用しないで患者の疾患を診断するため、治療者の診断に差が出るのは当たり前、ただ、そのような異なる診断により異なる漢方薬を使用したとしても、結果的に目の前の患者の症状が改善すればよい、という世界です。裏を返せば、正しい漢方医学は存在せず、日本東洋医学会が「正しい漢方医学理論」を提唱しようとしているものの、統一はおそらく不可能です。実際、13年の金沢での和漢医薬学会大会では、生薬と漢方の多様性を認めあうことをテーマにして開催されました。

正しい漢方薬は存在する

漢方薬は「漢方医学理論に基づいて複数の生薬を配合したもの」ですので、漢方医学理論にバラツキがあれば、それに基づく漢方薬もバラつくことになるのですが、実は「正しい漢方薬」は存在します。すなわち、厚生労働省が監修した『日本薬局方』で規定された生薬を、同じく『一般用漢方処方の手引き』に従って調製したものです。あるいは、さまざまなメーカーが販売している医療用漢方エキス製剤も、個々の製剤ごとに厚生労働省が認可したものになりますので、正しい漢方薬と言えます。

中国では中国政府が権力でもって中国大陸各地でバラツキのあった伝統医学理論を統一して「正しい」中医学理論を作ることが出来ました。しかし、理論という形のないものを政府が規定するにはよほどの権力が必要なため、日本では漢方医学理論の統一は不可能でしょう。ただ、偽造医薬品の流通や数々の薬害事件を経験している日本政府は、国民の生活に大きく寄与する医薬品の有効性と安全性を担保する義務を負っていますので、漢方薬が医薬品である以上、政府のコントロール下で使用することが求められます。すなわち、この場合の正しさは、普遍的、客観的な正しさではなく、法律的に正しいと規定することになります。さらに、『一般用漢方処方の手引き』や医療用漢方エキス製剤の添付文書では個々の漢方薬が適応する病名（効能・効果）も規定されますので、それらは漢方医学理論をやや強引に西洋医学の言葉に翻訳した（第8話）ものではあるものの、形がなくても公的に認められた正しい事項になります。すなわち、漢方医学理論のうち、生理、病理、診断には正しいものは存在しませんが、西洋医学的な病名を用いた薬物療法には正しいものが存在することになります。

以上のことから、医師、薬剤師国家試験には、漢方薬の構成生薬とその西洋医学的な適応病名、添付文書に記載されている事項に関する問題の出題は、公的に規定された正しいものがありますので可能となりますが、「陰陽虚実（いんようきょじつ）」といった漢方医学用語や「辛温解表（しんおんげひょう）」といった生薬の薬能についての出題は不可能と思われます。

漢方薬に関する研究について

現在の漢方薬に関する研究は、既存の漢方処方の作用を基礎、臨床それぞれにおいて科学的に明らかにする、すなわち、薬理作用メカニズムを動物実験や培養細胞を使って解明したり、ヒトでの効果を臨床試験により実証する方向が主流です。もし、漢方薬の薬理活性が実験で再現できれば、その実験系を用いて漢方薬から有効成分を単離して、優良生薬を選択するための指標成分として利用したり、その成分を使った創薬研究も可能です。

ところで、第8話で述べたように、医療用漢方エキス製剤の適応は70年代から更新されていませんし、新しい漢方製剤も開発されていません。現在、多くの医師が漢方薬を使用するようになり、新たな利用法が開発され、それに対する臨床試験が進行してエビデンスも集まりつつありますが、制度上は何ら変わらず、そのような古い適応病名を拡大解釈して新たな疾患に応用しているにすぎません。

一方、独自の漢方医学理論をもとに個々の生薬を処方している医師の中には、難治性疾患に対して生薬を用いた新しい治療法を開発したり、新規漢方処方を創っている方がいます。個々の生薬の適応は「漢方処方の調剤に用いる」なので、比較的自由に処方できますし、保険適応外の生薬も処方せんとは別に患者に薬局で購入を指示することで使用することが出来るからです。

つまり、漢方医学理論の仮説に基づいて新たな生薬の利用または組み合わせを行い、患者に投薬してその仮説の正否を検証することが、漢方医学理論の正しさを実証することにつながり、かつ新しい漢方薬を創薬することが出来るのですが、そのような研究は日本ではほとんど行われていません。漢方エキス製剤は漢方薬の普及には確かに役割を果たしてきましたが、漢方医学の発展にとってはむしろ妨げているのかもしれません。

漢方薬に期待されることは、西洋薬では治せなかったり、治癒が困難な病気を治せることです。そのためには、適応病名にしばられた研究には限界があり、漢方医学理論そのものを科学的に明らかにする研究と、その理論に基づいた生薬の新たな疾患への応用、新たな漢方薬の創製に関する研究が求められます。

おわりに

本書の内容は、『医薬経済』誌に12年7月から15年1月にかけて、毎月連載してきた記事をもとにしています。編集担当の佐久間宏明さんが初めてお話しを持って来られたときは、ほとんどの医療関係者は生薬や漢方薬のことを分かっていないので、初心者向けに解説記事を書いて、さまざまな問題点をガツンと取り上げてほしい、と依頼されました。生薬学は薬学教育における必須科目なので、薬剤師は必ず学生時代に生薬学を習うはずですが、大学では残念ながら現場に生かせられるような総論的な知識よりも、個々の生薬の基原植物や含有成分、その生合成経路についての各論的な教育が中心に行われ、大部分の薬剤師は確かにその知識を医療現場に生かすことが出来ていませんし、まして薬剤師以外の医療従事者は生薬学をいっさい習いませんので、前著である『漢方・中医学講座〜臨床生薬学編』（医歯薬出版、2009）の実践編として、連載を引き受けました。

いざ連載開始後、医療関係のビジネス雑誌に生薬・漢方薬に関するマニアックな記事が載り、読んでくださる方がおられるのか心配だったのですが、佐久間さんの読みがあたったのか、意外と生薬・漢方薬に対して関心を持っておられる方はけっこう多かったようで、それなりに好評をいただきながら連載を打ち切られることなく続けることができ、2年以上にわたって続けることができました。しかも、薬学部での生薬学の教育内容とは異なり、最後まで生薬学の総論的な内容で続けることができ、薬剤師の先生には学生時代に習った記憶のある生薬学とは異なって新鮮に感じていただき、その他の医療従事者の方々には生薬という医薬品が実際にどのように医療現場や社会の中で取り扱われていて、それを正しく取り扱うためのさまざまな工夫や苦労をご理解していただけましたら幸いです。

最後になりますが、このような貴重な機会を与えて下さいました、医薬経済社の佐久間宏明さんと、ネタを提供してくださった多くの友人たちに感謝したいと思います。

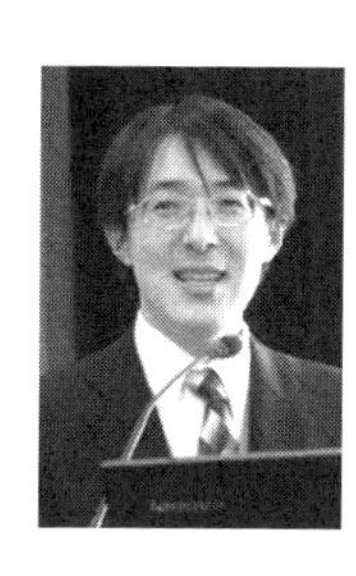

著者略歴

牧野利明（まきの・としあき）

1972 年　東京都生まれ。その後、横浜市で育つ。
1995 年 4 月　京都大学薬学部製薬化学科卒業
2000 年 3 月　京都大学大学院薬学研究科博士後期課程修了、京都大学博士（薬学）取得
2000 年 4 月　北海道薬科大学漢方薬物学研究室助手
2002 年 9 月　米国ミシシッピ大学薬学部天然物研究センターにて訪問博士研究員（2003 年 8 月まで）
2004 年 4 月　北海道薬科大学薬理学分野（生薬学担当）および北海道薬科大学大学院漢方薬物学特論研究室講師
2005 年 4 月　名古屋市立大学大学院薬学研究科生薬学分野講師
2007 年 4 月　名古屋市立大学大学院薬学研究科生薬学分野准教授
2014 年 4 月　名古屋市立大学大学院薬学研究科生薬学分野教授

いまさら聞けない**生薬・漢方薬**

2015 年 2 月 26 日　第 1 刷発行
2016 年 8 月 20 日　第 2 刷発行

著　者　牧野利明
発行者　藤田貴也
発行所　株式会社医薬経済社
〒103-0023
東京都中央区日本橋本町 4-8-15 ネオカワイビル 8 階
電話番号　03-5204-9070
URL http://www.risfax.co.jp

装　丁　佐々木秀明
印　刷　三美印刷株式会社

ISBN コード：978-4-902968-53-8
※定価はカバーに表示してあります。
※落丁本・乱丁本は購入書店を明記のうえ、送料弊社負担にて弊社宛にお送りください。送料弊社負担にてお取替えいたします。